2個月消除小腹
討厭運動也能做到的減脂法

東京・日本橋
栗原診所院長 栗原毅──著

楓書坊

前言

近年來有越來越多的女性在意體重和小腹的問題。也有不少女性想要瘦小腹，卻怎麼也瘦不下來。

之所以這麼努力也瘦不下來，是因為選錯方法了。只要了解小腹隆起的原因，就能讓小腹變回平坦。

小腹之所以隆起，是因為累積了大量的皮下脂肪與內臟脂肪。由於內臟脂肪有害健康，若是不盡早消除，就會引起代謝症候群（內臟脂肪症候群）。如果置之不理，代謝症候群就會引起血脂異常、高血壓、糖尿病等症狀，而這些症狀若是持續惡化，甚至有可能危及生命，所以非得謹慎面對不可。

聽到這裡，大家有可能會越聽越緊張，但請不用太擔心，因為內臟脂肪既是容易囤積的脂肪，同時也是容易消除的脂肪。只要依照本書介紹的方法改善，就能消除內臟脂肪。

減重不一定就得大幅減少熱量攝取。比起為了消除內臟脂肪而減少熱量攝取，減少白飯、麵類或是其他醣質15%的攝取量就夠了。每個人都能做到少攝取15%糖量這件事對吧？

此外，要消除內臟脂肪也少不了運動。如果是每天坐在辦公桌前很久的人，建議先從本書介紹的3種運動做起。「沒時間運動的人」也不需要擔心，因為這些運動可以邊看電視、邊在廚房煮飯、邊走路的時候做，所以不需要為了運動而特別撥出時間。況且，這些運動都是我為了討厭運動的患者所精心設計的，所以我相信本書的讀者也一定能夠實踐。

只要實踐本書的飲食建議與運動，內臟脂肪就能在2個月之內消失，讓你擁有平坦的小腹。

東京・日本橋栗原診所院長　栗原　毅

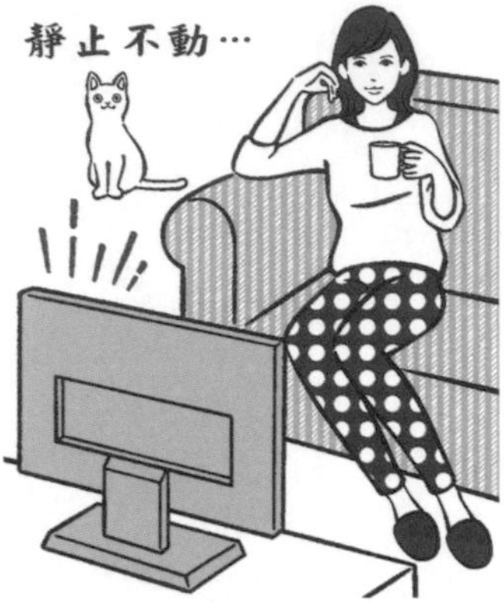

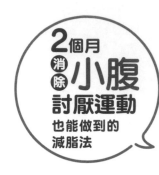

2個月消除小腹 討厭運動也能做到的減脂法

目錄

2章 不處理內臟脂肪的風險

3章 如何減少內臟脂肪？

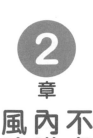

4章 透過飲食方式改善小腹隆起的問題

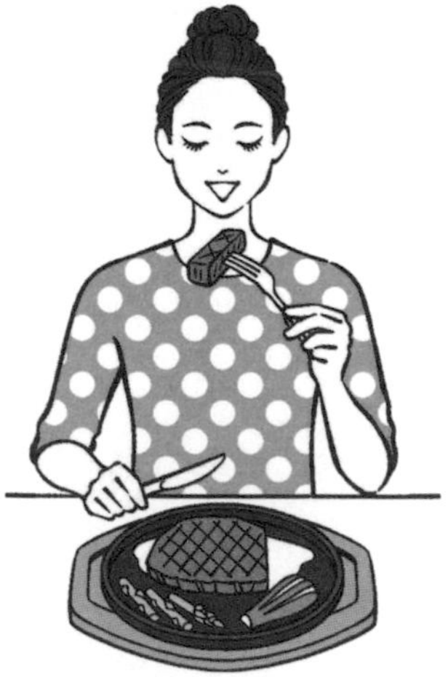

5 章 讓小腹變得平坦的椅子深蹲與Draw-in收腹運動

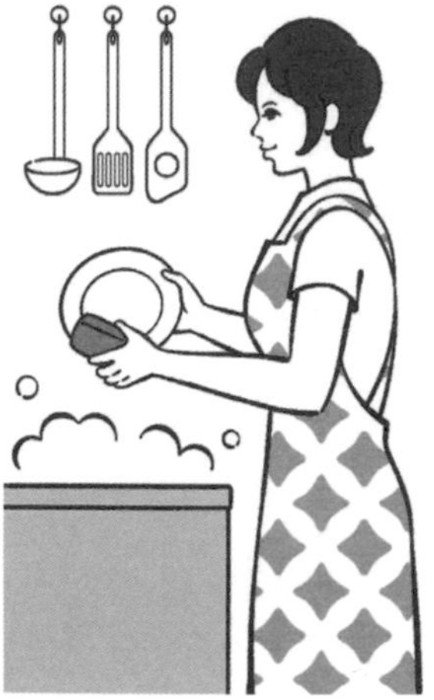

專欄

1 章

為什麼小腹會隆起呢？

你是否會在意小腹隆起呢？

聽說最近有不少女性因為待在家裡太久，導致體重越來越重，小腹越來越突。如果發現自己的小腹微突，體重增加的話，代表你已經變胖了。不過，所謂的變胖可依照脂肪囤積的方式分成2種。

一種是脂肪在皮膚底下累積的皮下脂肪型肥胖，另一種則是脂肪在內臟周圍累積的內臟脂肪型肥胖。

由於皮下脂肪型肥胖的脂肪是累積在接近皮膚的位置，所以可以用手指捏起小腹。反觀內臟脂肪型肥胖的脂肪則是累積在身體深處，所以無法用手捏起。

話說回來，最近越來越多複合型肥胖的患者，也就是能用手指捏起小腹，內臟脂肪也囤積了不少的患者。

複合型肥胖是同時累積了皮下脂肪與內臟脂肪的症狀。雖然年輕的女性比較不容易累積內臟脂肪，但近年來，越來越多年輕女性出現複合型肥胖的問題。

我們無法只從外表區分皮下脂肪型肥胖或是複合型肥胖。

內臟脂肪型肥胖與皮下脂肪型肥胖

內臟脂肪型肥胖

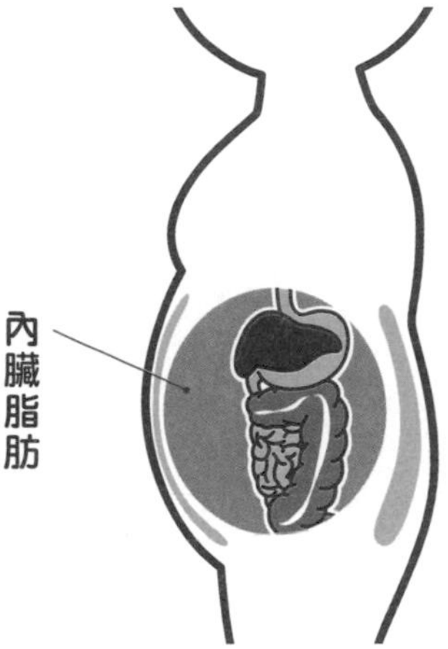

脂肪累積於內臟周圍的肥胖。無法用手指捏起肚子。

皮下脂肪型肥胖

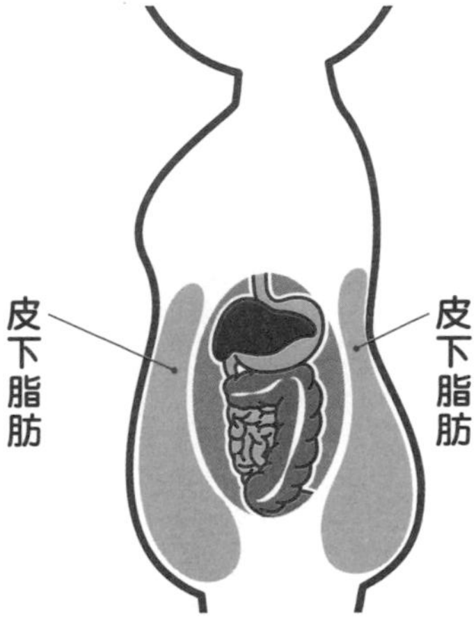

脂肪累積於皮膚下方的肥胖。可以用手指捏起肚子。

一般認為，男性比較容易出現內臟脂肪型肥胖的問題，但女性進入中年之後，也很容易囤積內臟脂肪。近年來越來越多年輕女性不喜歡出門活動，導致內臟脂肪型肥胖的病例也越來越多。此外，複合型肥胖的病例也有增加的趨勢，所以就算能夠用手指捏起肚子，也不代表沒有內臟脂肪囤積的問題。

複合型肥胖

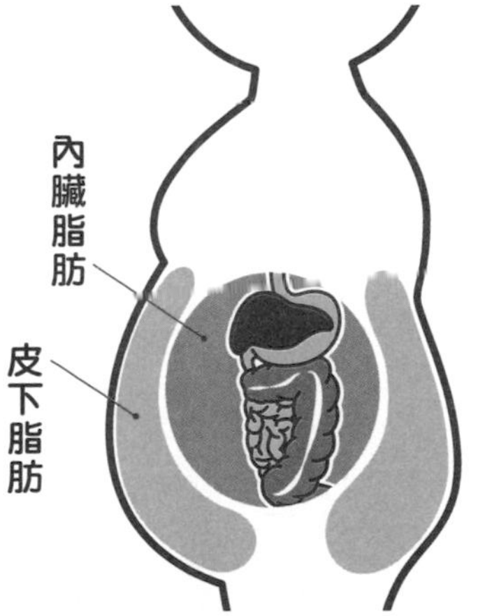

同時累積皮下脂肪與內臟脂肪的肥胖。可以用手指捏起肚子。

小腹是否有微微隆起？

內臟脂肪型肥胖屬於脂肪於體內囤積的肥胖類型，所以小腹通常不會隆起。

不過，最近有不少女性明明屬於內臟脂肪型肥胖，小腹卻還是突起。一般認為原因是出在腹肌太弱。

由於腹肌能穩定內臟的位置，所以當腹肌太弱無法支撐時，內臟就會從原來的位置往下移。

這種症狀稱為「內臟下垂」，而當內臟與周遭的內臟脂肪滑入骨盆之中，小腹就會突起。

我將這種因為腹肌太弱所造成的現象稱為「小腹隆起」。

常見的大肚腩指的是肚臍周遭突出的情況，而小腹隆起則是肚臍下方的部位隆起的現象。

由於越來越多女性在家工作，待在室內的時間也越來越長，腹肌就會因運動不足而變弱，以至於這類女性要特別注意小腹隆起的問題。

為什麼小腹會隆起？

腹肌太弱的腹部

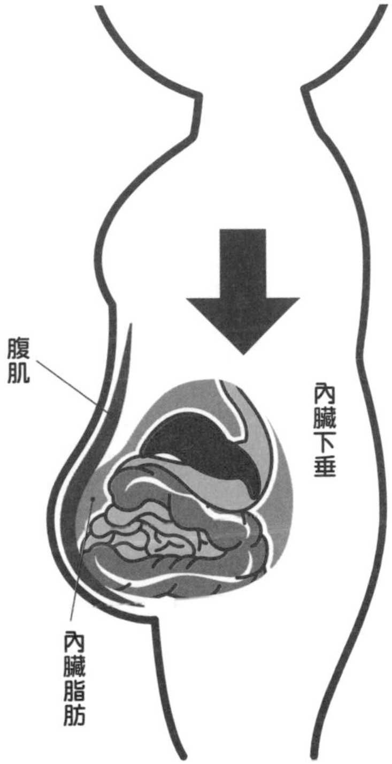

腹肌緊實的腹部

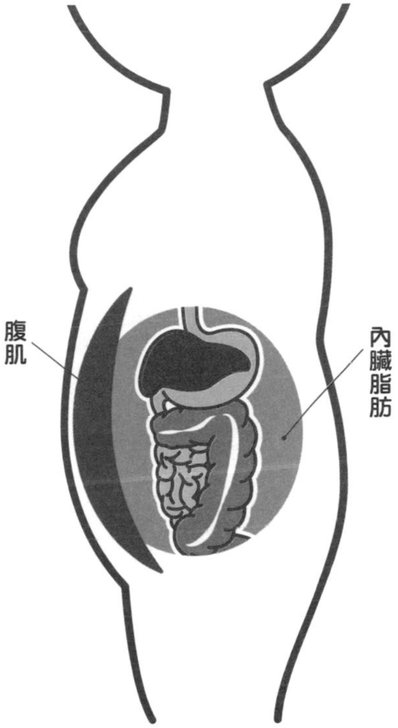

腹肌太弱，內臟就會下垂，導致小腹隆起。此時若是囤積了內臟脂肪，小腹就會更加突出。正如11頁所述，皮下脂肪型肥胖與複合型肥胖也會出現小腹隆起的現象。

腹肌緊實，內臟就會保持在原本的位置，就算是有內臟脂肪附著的腹部，看起來也不會那麼突出。因此，往往就會有沒注意到自己是內臟脂肪型肥胖的人，而在健康的方面，比起小腹隆起的類型需要更加留意。

進入更年期後，內臟脂肪會更容易囤積

一般來說，女性比男性更不容易形成內臟脂肪，但進入中年後，內臟脂肪卻會變得更容易囤積。這主要與更年期有關。

停經前後5年，也就是這段10年左右的時間為更年期，一般來說，會落在45～55歲之間。

進入更年期之後，卵巢會開始衰退，無法再像年輕的時候，分泌足夠的女性荷爾蒙（雌激素）。

如此一來，會造成荷爾蒙失調、自律神經紊亂，許多女性正為了這些更年期的症狀所煩惱。

更年期除了自律神經變得紊亂之外，還有其他的症狀，例如內臟脂肪變得容易囤積就是其中之一。

雌激素與膽固醇、中性脂肪、內臟脂肪這類脂肪的代謝有關，所以進入更年期之後，這類脂肪就會變得容易囤積，有許多人也因此出現內臟脂肪型肥胖的問題。

第15頁的圖表為40～60歲女性內臟脂肪面積的示意圖，從中可以發現，內臟脂肪會於停經之際增加。

各年齡層與內臟脂肪面積的變化量

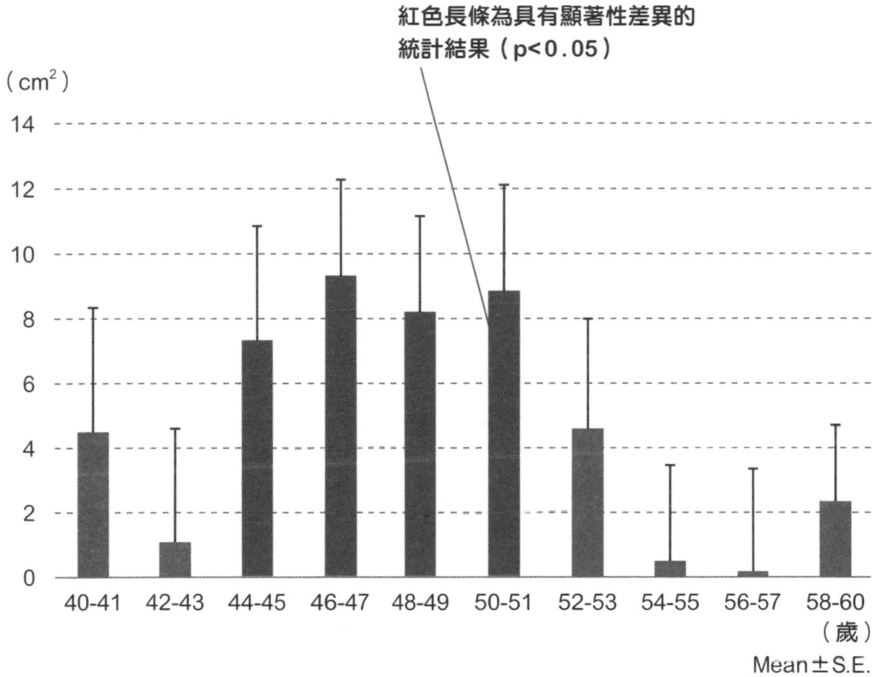

＊節錄自北村伊都子（愛知學院大學教養部副教授）「肥胖與性荷爾蒙的相關性與性荷爾蒙受體基因多型性的影響」KAKEN 科學研究費補助金研究成果報告。

這份報告的標題為「每2歲的內臟脂肪面積變化量」。這是針對40至60歲女性，觀察在8年內的脂肪量有多少變化的研究。而結論就是「女性的內臟脂肪量很有可能在停經之際增加」。

年輕女性也有內臟脂肪的問題？

剛剛提到，更年期的女性容易有內臟脂肪囤積的問題，但是年輕女性若是不注意生活習慣，也一樣會有這類的問題產生。

年輕女性之所以會囤積內臟脂肪，主要與常攝取高糖食物或運動不足有關。

除了甜點或是水果之外，咖哩飯、牛丼、拉麵、烏龍麵都是醣質偏高的食物。常吃這些食物會導致血液之中的中性脂肪增加，而這些中性脂肪最終會於體內囤積，形成所謂的內臟脂肪。

其實運動可讓這些囤積的內臟脂肪轉化為熱量，但許多女性卻因為待在家裡的時間過長而運動不足。

如今就算待在家裡也能看電影，所以一點也不會無聊。網路購物也變得很方便，就算不出門也能買到想要的東西。

況且，如果住在需要以車代步的外縣市，往往連步行10分鐘的距離都會開車。這種生活習慣當然無法消耗內臟脂肪。

這種生活習慣會讓內臟脂肪增加

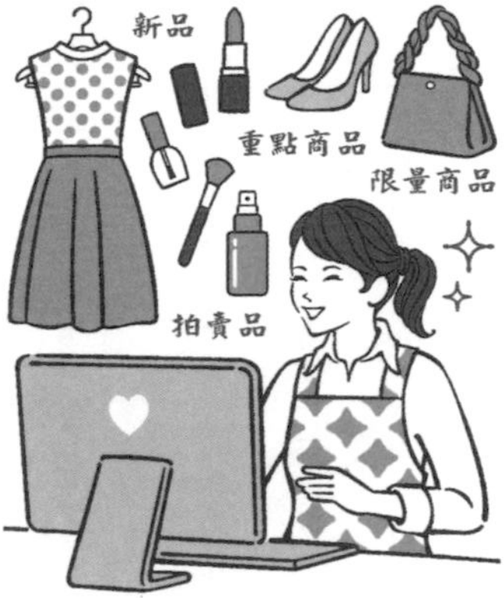

透過
網路購物

已成為再平常不過的網路購物生活，也很容易造成運動不足的問題。

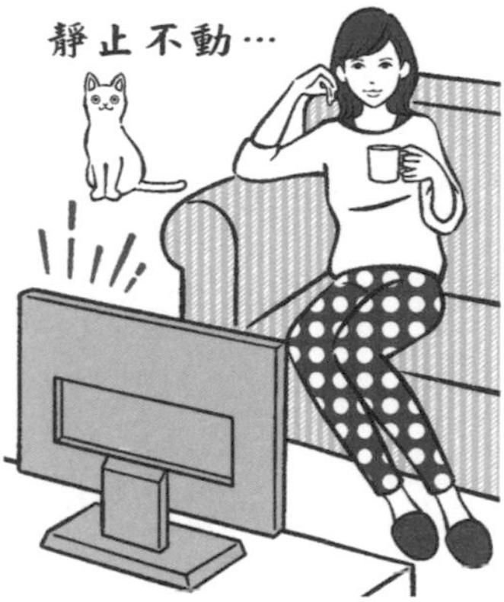

看電影
或追劇

久坐的生活習慣會造成運動不足，無法燃燒囤積的脂肪。

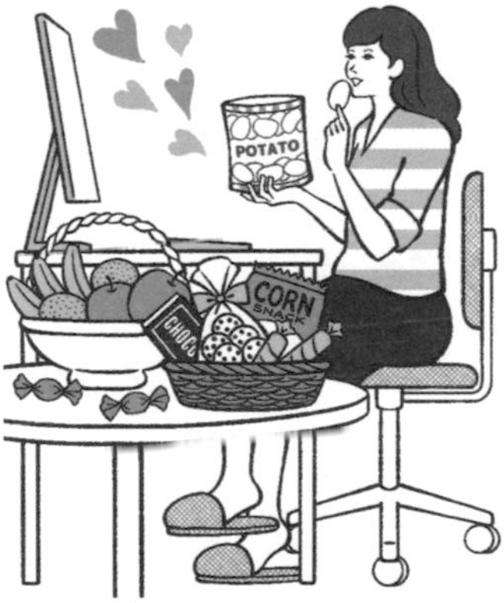

身邊隨時都有
甜點或水果

一旦隨時都能吃到高糖的甜點，就會不小心吃太多。

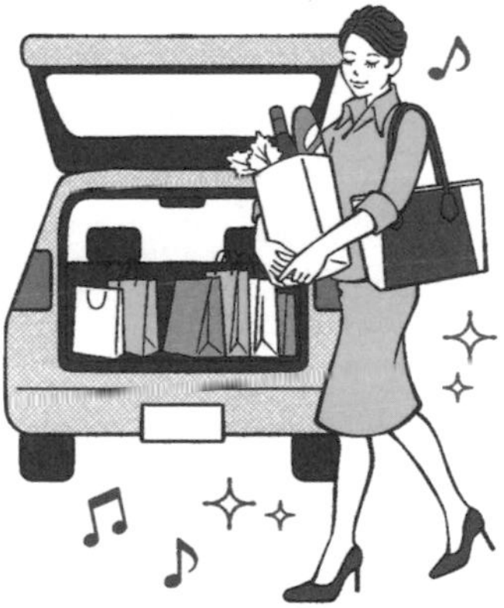

出門
習慣開車

會不會連步行10分鐘的距離也都會開車呢？

姿勢不良也會導致小腹隆起

過去通常將肥胖分成蘋果型與西洋梨型2種。

所謂的蘋果型是指肚子周遭肥胖，而西洋梨型則是指屁股、大腿這類下半身部位肥胖。

不過，小腹隆起型的肥胖卻不屬於這2種類型，是從肚臍下方開始胖起來的新型肥胖。

此外，姿勢不良也會讓小腹更突出。

請大家不妨確認一下自己是否有駝背的問題。

會造成駝背的一大原因就是背肌太弱。

當背肌太弱，就算想要挺直背部，一下子就會覺得很累，所以慢慢地就會變成駝背的姿勢。

由於脊椎是由腹肌與背肌支撐的，所以背肌太弱的人，腹肌通常也很弱。

前面提過，當腹肌變弱，內臟就會往下掉進骨盆，小腹就會變得更加突出。

姿勢不良會讓小腹更突出

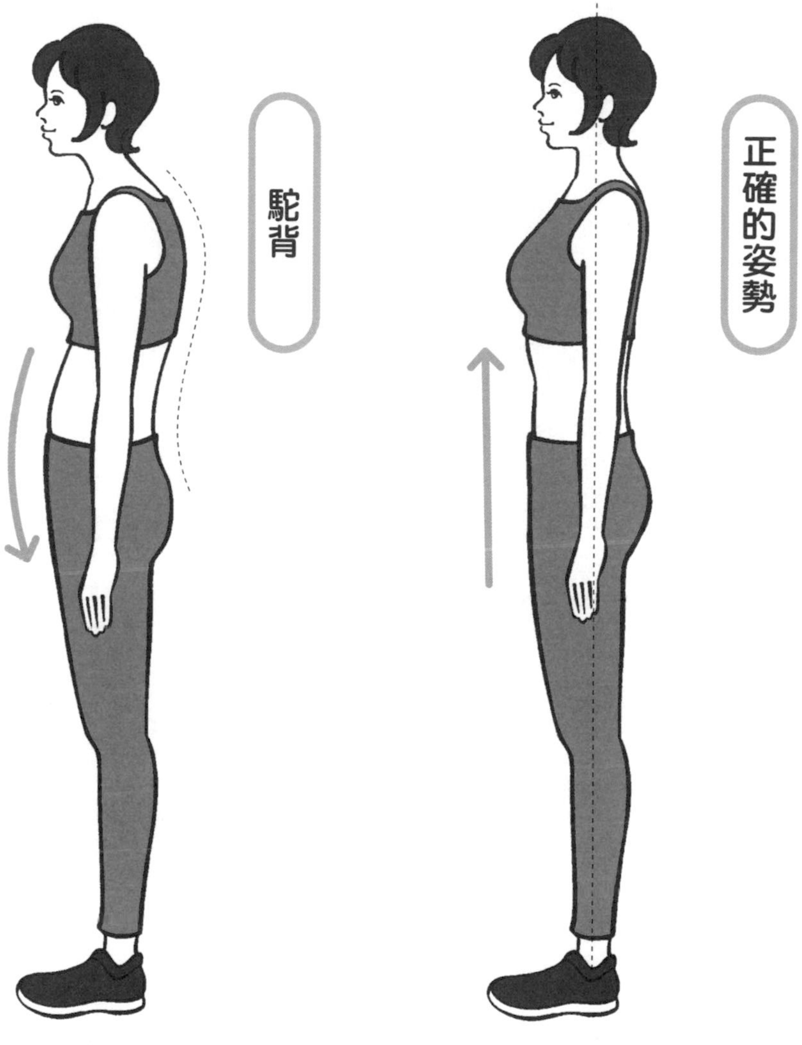

駝背與腹肌、背肌變弱有關。內臟下垂會讓小腹更加突出。站著玩手機的時候也很容易駝背，所以請大家務必注意自己的姿勢。

挺直背部之後，就算腹部有些脂肪，也不會那麼明顯。但要維持這個姿勢需要強壯的腹肌與背肌。

肌肉量越少，越容易變胖

目前已知的是，男女的肌肉量會在20歲達到巔峰，之後逐年減少。

肌肉能燃燒脂肪，讓脂肪轉換成熱量，所以當肌肉量隨著年齡減少，就不像以前能夠燃燒那麼多脂肪，內臟脂肪也就更容易囤積。

肌肉量除了會隨著年齡減少，也會因為運動不足而減少，不刺激肌肉，肌肉就不會增加。

由於這幾年待在家裡的時間變多，許多人都運動不足，肌肉量也因此減少。

就全世界而言，日本女性的肌肉量偏低，日本肥胖學會也將這點視為問題。

日本女性的肌肉量之所以偏低，除了運動不足之外，蛋白質攝取不足的問題也是原因之一。

蛋白質是肌肉的原料，所以若無法透過三餐充份地攝取，那麼不管再怎麼運動，也無法讓肌肉量增加。

而當年齡不斷增長，又缺乏運動與蛋白質，肌肉量就會越來越少，也就會變成不容易瘦下來的體質。

肌肉量會隨著年齡逐漸減少

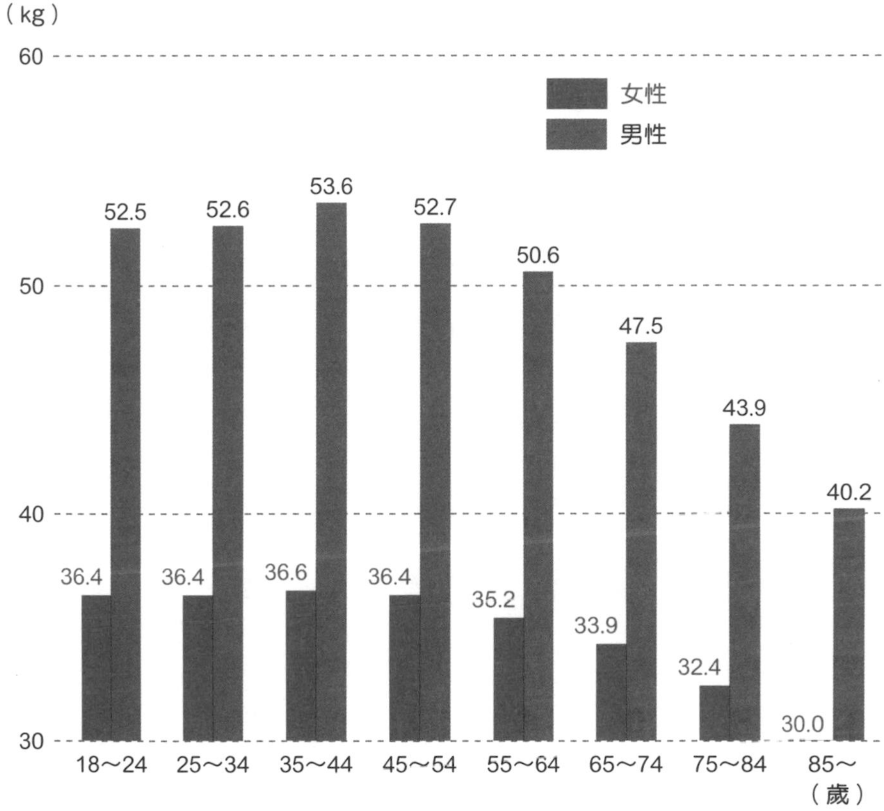

＊根據「日本人肌肉量與年齡的相關性」日本老年醫學會雜誌2010，47：52-57、各年齡層的身高、體重以及肌肉量的值（表1）製作。

肌肉量（kg）是指全身的肌肉量，從圖中可以發現，年齡越大，肌肉量越低。雖然女性的肌肉量相較於男性本來就比較低，但主要的原因之一還是運動不足，所以無法維持足夠的肌耐力。

內臟脂肪增加，壽命就會變短

當內臟脂肪不斷增加，就會誘發各種疾病產生。

比方說，「代謝症候群」就是其中之一。過多的內臟脂肪會引起糖尿病、高血壓、血脂異常這類症狀，而代謝症候群就是這些症狀的前期症狀。在日本，糖尿病、高血壓與血脂異常這些症狀被稱為生活習慣病，如果要避免這些症狀找上門，就要趁著還只是代謝症候群的時候，減少內臟脂肪。

一旦罹患糖尿病，就會出現神經病變、網膜症、腎臟病這類併發症。神經病變會出現手腳麻痺的症狀，網膜症會導致視力衰退，腎臟病會造成腎臟功能衰退，如果持續惡化，無法讓流經腎臟的血液變乾淨，最後甚至得洗腎。

高血壓與血脂異常的併發症為心肌梗塞與中風，兩者都是足以致死的疾病。此外，糖尿病也會增加罹患心肌梗塞或中風的風險。

由於患有生活習慣病的人會出現這類併發症，所以壽命通常比健康的人來得短。

隨著內臟脂肪增加而出現的疾病

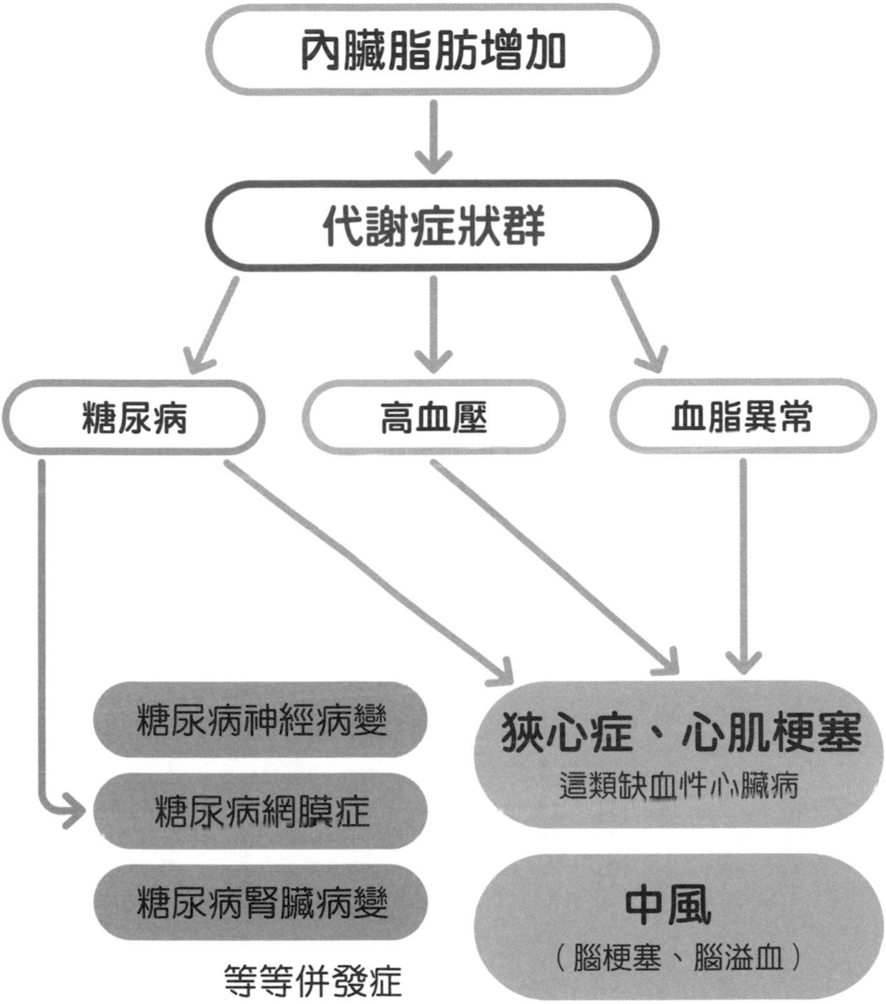

內臟脂肪增加，脂肪肝的風險也會上升

本書在開頭提過，身體的脂肪有皮下脂肪與內臟脂肪這2種，但其實還有第3種，那就是所謂的異位脂肪。

異位脂肪是藏在臟器與肌肉細胞的脂肪，內臟脂肪偏高的人，往往也比較容易附著異位脂肪。

容易附著脂肪的臟器包含肝臟、胰臟、心臟，其中以肝臟最為容易附著，而肝臟附著脂肪的狀態就稱為「脂肪肝」。

鵝肝這種高級食材其實就是故意將鵝養肥之後取得的脂肪肝。我們人類如果一直變胖，脂肪也會一直黏在肝臟表面，整個肝臟會變得跟鵝肝一樣。

一般認為，過度囤積的異位脂肪比內臟脂肪更危險，目前已知的是，脂肪肝會造成肝癌。

如果一直不改善脂肪肝的問題，肝臟就會發炎，形成所謂的肝炎。當肝臟長期發炎，組織就會變硬，無法正常運作，這就是所謂的肝硬化，此時要是再繼續惡化，就會變成肝癌，因此要多加小心預防。

內臟脂肪變多，異位脂肪也會變多

異位脂肪

脂肪肝

肝臟表面黏了很多脂肪的狀態。過度攝取醣質或脂肪，這些物質會於肝臟轉換成中性脂肪。當這些中性脂肪多到肝臟無法儲存的程度，就會轉變成皮下脂肪或是內臟脂肪。內臟脂肪偏高的人很有可能有脂肪肝的問題。

＊黏在臟器的異位脂肪除了會黏在肝臟，也會黏在胰臟或是心臟。

脂包肌

異位脂肪也是會黏在肌肉的脂肪，尤其最常黏在大腿的肌肉（例如股四頭肌）。如此一來，肌肉就很難使用熱量來源的血糖，導致血糖值就會不斷上昇，讓我們一下子就胖起來。

脂肪肝也有可能誘發肝癌

脂肪肝 → 肝炎 → 肝硬化 → 肝癌

以脂肪為病因的肝炎分成酒精性脂肪肝炎、非酒精性脂肪肝炎（NASH）。很多人以為除了病毒性肝炎之外，所有肝炎都與酒精有關，但其實滴酒不沾的人也會罹患肝炎，所以要格外注意肝臟是否有發炎（請參考40頁）。

內臟脂肪與脂肪肝都是容易消除的脂肪

雖然脂肪肝與內臟脂肪都比皮下脂肪容易囤積，卻也是更容易消除的脂肪。

尤其是脂肪肝，只要改善飲食習慣，沒多久就會消失。雖然黏在肝臟表面的脂肪多寡因人而異，但有些人甚至只要1個星期左右就能有所改善。

其次容易解決的是內臟脂肪，有些人只需要2週就能消除內臟脂肪，但這當然也是因人而異。建議大家以2個月為標準，慢慢地解決內臟脂肪即可。

最難擺脫的則是皮下脂肪。當內臟脂肪瓦解後，才輪到皮下脂肪消失。所以，複合型肥胖的人得花點時間，才能等到皮下脂肪消失。

不過，皮下脂肪不像脂肪肝或是內臟脂肪，會危害健康，所以慢慢地處理它也沒關係。

此外，要想擺脫脂肪，除了改善飲食習慣，還要搭配運動。透過運動強化腹肌或背肌，就能改善內臟下垂的問題，小腹也就不會那麼突出了。

脂肪會依照這個順序消失

脂肪肝

在異位脂肪之中，最容易解決的就是脂肪肝。只要調整飲食習慣，有可能1週就能有所改善，不過，從體型可能看不太出來，所以只能透過抽血檢查確認脂肪肝是否改善了（請參考43頁）。

↓

內臟脂肪

比皮下脂肪更容易擺脫的是內臟脂肪。雖然每個人的進度不一樣，但有些人只需要2週就能解決內臟脂肪。改善飲食習慣與培養運動習慣都能盡快擺脫內臟脂肪，但建議大家不要操之過急，以2個月為目標，慢慢地改善就好。

↓

皮下脂肪

皮下脂肪會在內臟脂肪消失之後才跟著消失。由於皮下脂肪對身體的影響不大，所以慢慢地解決就好。要想解決皮下脂肪，除了注意飲食，也要搭配運動，所以建議大家以6個月為目標，一步一腳印地解決它吧。

＊就實務而言，只要脂肪肝開始消失，內臟脂肪也會跟著消失。由於脂肪肝只能透過抽血檢查確定情況，所以大家不妨在發現內臟脂肪消失的時候，告訴自己脂肪肝也有所改善了。

專欄 1

內臟脂肪型肥胖因遠端工作模式而增加

隨著遠端工作模式快速普及，內臟脂肪型肥胖、糖尿病、血脂異常、高血壓這類生活習慣病也急速增加。

造成這種現象的原因便是活動量與運動量不足。某份以100位東京上班族（平均年齡48歲）為對象的調查*指出，在採用遠端工作模式之前，1天大概步行1萬1500步；但是在實施遠端工作模式之後，一整天的步數減少了29％左右，而且坐著的時間也變得更長。

光是走到最近的車站、騎腳踏車、在車站上下樓梯，或是站在搖晃的電車之中，都會消耗不少熱量，以耗費2個小時往返通勤為例，大概就能消耗300大卡左右，再加上在辦公室走來走去的話，約莫可消耗超過400大卡。

反觀在家工作的話，大概只會消耗50大卡。假設1週5天，連續4週都是這樣的生活模式，就會少消耗7千大卡左右。

此外，一直待在家也很容易亂吃零食，攝取過多的熱量。

假設你的工作模式也從通勤改成居家工作，建議在居家附近散散步，或是盡可能在家施行重訓。

*參考文獻：筑波大學名譽教授 田中喜代次「遠端工作、居家工作造成的運動不足，以及罹患生活習慣病的風險」。

2章

不處理內臟脂肪的風險

自我檢測內臟脂肪風險

再怎麼討厭隆起的小腹，也必須接受健康檢查才會知道囤積了多少內臟脂肪，以及有可能因為內臟脂肪而罹患哪些疾病。

因此，建議大家先透過31頁的自我檢測，推估併發症的風險。

請大家自行從20個項目之中勾選符合的內容，再計算總共勾選幾個。勾選的項目越多，代表罹患併發症的風險越高。

這些項目大致分成飲食生活、運動、肌耐力、睡眠與壓力這幾類，而且其中還有與刷牙有關的項目。但其實這種項目是檢測內臟脂肪風險的要點，之後也會進一步說明。

一般來說，越是體重過重、腹部肥胖的人，勾選的項目越多，這也代表很可能有內臟脂肪型肥胖的問題。如果勾選了11個以上的項目，而且沒做過健康檢查的話，請務必去做次健康檢查。如果勾選了16個以上的項目，而且覺得身體不太舒服的話，則可能已經罹患生活習慣病，建議直接去趟醫院接受診療。

自我檢測內臟脂肪風險

1 常常不吃早餐 □
2 很晚吃晚餐 □
3 三餐往往在15分鐘之內就解決 □
4 用餐時，一直拿著筷子 □
5 特別喜歡咖哩、丼飯或是麵食 □
6 喜歡重口味、很下飯的配菜 □
7 不太吃肉或是魚 □
8 一定會吃甜點或是水果當點心 □
9 不太吃蔬菜 □
10 1週喝5天酒 □
11 很少量體重 □
12 以遠端工作為主 □
13 休假通常待在家 □
14 走路比別人慢 □
15 沒辦法一口氣爬完樓梯 □
16 連徒步15分鐘的距離也要搭公車或計程車 □
17 出門上班或購物都開車 □
18 刷牙的時間不超過5分鐘 □
19 平均睡眠時間低於6小時 □
20 因為工作與家庭而長期承受壓力 □

你的內臟脂肪風險有多高？

勾選項目：1～5　有點風險

雖然還不到需要擔心的程度，但如果勾選的項目都分佈在飲食（1～10）或是生活習慣（11～20）其中一邊的話，就要多加注意。

勾選項目：6～10　稍微有風險

如果體重比過去重，有可能已經出現了內臟脂肪型肥胖的問題。可試著利用體組成計（34頁）測量內臟脂肪的多寡。

勾選項目：11～15　風險很高

體重增加的人或是腹部突出的人，很有可能已經出現內臟脂肪型肥胖的問題。除了利用體組成計測量內臟脂肪的多寡，若沒做過健康檢查，建議安排時間去做。

勾選項目：16～20　風險非常高

如果是體重增加或是腹部突出的人，肯定已經出現內臟脂肪型肥胖的問題。除了一定要接受健康檢查之外，如果還覺得身體不舒服，請直接去醫院接受診治。

健康檢查之後，被告知有代謝症候群？

大家是否曾在健康檢查結束後，被告知有代謝症候群呢？如果是不曾接受過健康檢查，又勾選很多31頁項目的人，請務必去做次檢查。

為了方便大家參考，本書將代謝症候群的診斷標準放在33頁。女性的腰圍大於等於90公分，3項數值有2項高於標準，就屬於代謝症候群。

所謂的3項數值分別為血脂、血壓與血糖。血壓可透過家用血壓計測量，而其他2項數值只能透過血液檢查確認，因此想知道自己有沒有代謝症候群的問題，只能接受健康檢查。

當代謝症候群不斷惡化，就會併發血脂異常、高血壓、糖尿病等，本書也整理了這些疾病的診斷標準，提供給大家參考。

在這些診斷標準之中，血壓可以在家裡測量，唯獨要請大家注意的是，醫院的標準血壓與在家測量的標準血壓值不同（請參考33頁的「家庭血壓值」）。如果在家裡測量的血壓總是超過標準值，還請務必前往醫院接受檢查。

代謝症候群的診斷標準

腰圍

女性大於等於**90 cm**
男性大於等於**85 cm**

＊相當於內臟脂肪面積大於100平方公分。

＋

1 血脂	中性脂肪	大於等於150 mg/dℓ	＊只要符合其中1項，就代表超過標準值。
	HDL膽固醇	低於40 mg/dℓ	
2 血壓	最高血壓（收縮壓）	大於等於130 mmHg	＊只要符合其中1項，就代表超過標準值。
	最低血壓（舒張壓）	大於等於85 mmHg	
3 血糖	空腹血糖	大於等於110 mg/dℓ	

腰圍超過標準值，而且❶～❸之中，符合2項就代表有代謝症候群的問題。

＊代謝症候群健檢（特定健檢）的標準值比較嚴格。

若是不趁早處理代謝症候群

血脂異常

血脂異常的診斷標準

LDL膽固醇過剩	140 mg/dℓ以上
中性脂肪過剩	150 mg/dℓ以上
HDL膽固醇過少	40 mg/dℓ以下
non-HDL膽固醇	170 mg/dℓ以上

＊4項符合1項就有血脂異常的疑慮。

高血壓

高血壓的診斷標準	醫院血壓	家庭血壓
最高血壓（收縮壓）	大於等於140 mmHg	大於等於135 mmHg
最低血壓（舒張壓）	大於等於90 mmHg	大於等於85 mmHg

＊只要最高血壓與最低血壓符合1項就有高血壓的疑慮。

＊在醫院測得的血壓通常會比較高，所以家庭血壓標準才往下調降5mmHg。

糖尿病

糖尿病的診斷標準

空腹血糖	大於等於126 mg/dℓ
糖化血色素	大於等於6.5%

＊只要符合其中1項就有糖尿病的疑慮。
專科醫師會根據其他的檢查結果確定是否罹患了糖尿病。

電腦斷層掃描可清楚看出內臟脂肪的多寡

之所以會在接受健康檢查時測量腰圍，主要是為了推測內臟脂肪有多少。前面提過，脂肪的多寡會以面積衡量，女性的腰圍若是90公分，代表內臟脂肪的面積則為100平方公分。

女性代謝症候群診斷標準的腰圍之所以高於男性（男性為大於等於85公分），是因為女性的皮下脂肪通常比較多。

不管是內臟脂肪還是皮下脂肪，都可以利用電腦斷層掃描測量脂肪的面積。35頁的圖像就是皮下脂肪型肥胖與內臟脂肪型肥胖的電腦斷層照片。

從圖中可以發現，皮下脂肪型肥胖的脂肪真的是囤積在皮膚下方，內臟外側的位置，而內臟脂肪型肥胖的脂肪則是囤積在內臟周圍。

要在醫院接受電腦斷層掃描很難，所以可利用體組成計推估內臟脂肪的多寡。

體組成計通常會顯示內臟脂肪的多寡，而且除了能夠測量體重，還能測量肌肉量與骨量，很推薦大家在家裡準備1台。

利用電腦斷層掃描 觀察皮下脂肪與內臟脂肪……

皮下脂肪型肥胖

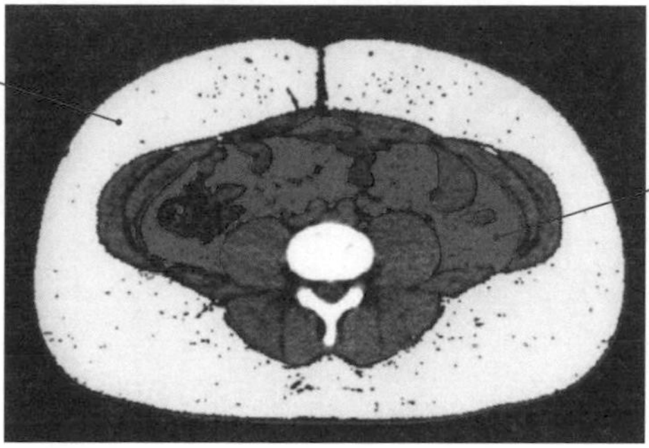

位於內臟外側的是皮下脂肪。可以發現內臟脂肪（紅色部分）不多。這就是典型的皮下脂肪型肥胖。

內臟脂肪型肥胖

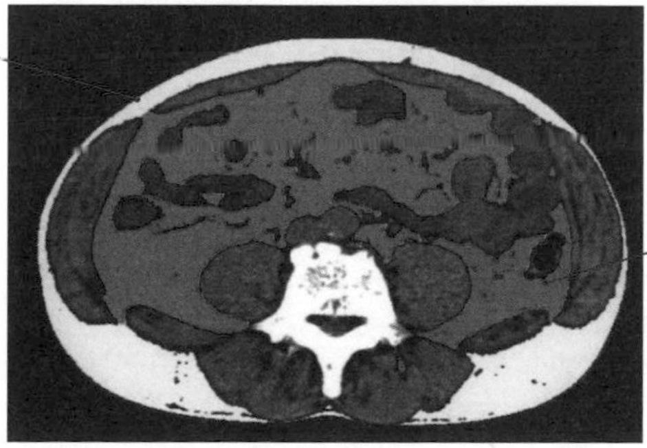

雖然幾乎看不到皮下脂肪，但是內臟脂肪（紅色部分）的面積很大。這就是典型的內臟脂肪型肥胖。

生活習慣病會造成動脈硬化

如果不趁早處理代謝症候群，就會誘發糖尿病、高血壓、血脂異常等生活習慣病，同時罹患腦中風、狹心症、心肌梗塞的風險也會跟著增加。

腦中風包含大腦血管堵塞的腦梗塞與大腦血管破裂的腦溢血。

狹心症是指心臟血管變窄，導致血液流速變慢的疾病，心肌梗塞則是心臟的血管堵住，血液停止流動的疾病。

為什麼這些生活習慣病都會造成血液流速變慢，甚至是血管堵住的問題呢？

答案是糖尿病、高血壓、血脂異常都會造成動脈硬化的問題。所謂的動脈硬化是指將血液從心臟送往全身的血管（動脈）變硬的意思。

當動脈硬化，血管無法撐開，就會越變越窄，導致血液無法正常流動。

血管變窄之後，血栓這種血塊就很容易堵住血管，導致罹患腦中風與心肌梗塞的風險增加。

要預防這些危險的疾病就得努力減少內臟脂肪與改善代謝症候群。

動脈硬化會誘發心肌梗塞與腦中風

糖尿病　高血壓　血脂異常

＊抽菸也是造成動脈硬化的危險因子。

↓

動脈持續硬化

動脈的血管變硬，失去原有的彈性

↓

血管之中的血液無法正常流動，
容易被血栓（血塊）堵住或是破裂與出血。

↓

腦血管硬化引起的可怕疾病

腦中風
（腦梗塞與腦溢血）

＊都屬於腦血管疾病。根據2019年的資料統計，腦血管疾病是日本人第4大死因。

心臟血管（冠狀動脈）硬化引起的可怕疾病

狹心症、心肌梗塞

＊都屬於缺血性心臟病。根據2019年的資料統計，缺血性心臟病是日本人第2大死因。

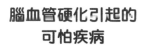

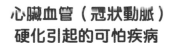

糖尿病會讓神經、眼睛與腎臟惡化

糖尿病是會誘發各種併發症的可怕疾病，其中最常見的包含神經病變、網膜症與腎臟病這3大併發症。為了方便記憶，大家不妨將這3大併發症的首字「神、網、腎」記下來吧。

糖尿病是血液之中的糖無法進入肌肉的疾病，所以血糖值會一直處在高點。

血糖本來是活動身體所需的能量，但是一直留在血管裡面，血液就會變得濃稠，無法流到末梢血管。

由於血液扮演的是運送氧氣與營養的重要角色，所以當血液循環變差，需要氧氣與營養的細胞就會無法正常運作。

尤其末梢的神經、微血管叢集的視網膜以及腎臟的功能都會因此下降。

許多醫師也不斷地宣導糖尿病的併發症有多麼嚴重。除了腦血管疾病與缺血性心臟病之外，當血液無法流到腳尖，腳尖甚至可能壞死或出現壞疽。為了方便記憶，推薦大家不妨以「疽、腦、心」這3字的口訣，記住這些可怕的併發症。

糖尿病的3大併發症　神、網、腎

神　神經（糖尿病神經病變）

最明顯的症狀就是手腳麻痺、疼痛這類感覺神經的病變。一旦痛覺變得遲鈍，或是感覺神經出現病變，就很難在第一時間察覺受傷或是燙傷。自律神經若是出現病變，也會出現無法調節體溫、異常發汗的症狀。

網　網膜（糖尿病網膜症）

這是位於眼睛深處的網膜出現病變的併發症。當眼底出血，視野就會變得模糊或是出現黑點，而這就是所謂的飛蚊症，也有可能出現視網膜剝離的症狀。據資料統計，日本每年約有3000人因為網膜症而視力下滑或失明。

腎　腎臟（糖尿病腎病變）

這是腎臟微血管匯集之處的腎絲球受傷的併發症。腎功能會因此逐漸受損，而且一旦腎臟無法正常過濾血液，就會需要洗腎。日本人洗腎的第1主因就是糖尿病腎病變。

糖尿病的可怕併發症　疽、腦、心

疽　壞疽

當雙腳的神經出現病變，就很難察覺傷口，導致傷口惡化。此外，血液循環若是不順暢，修復傷口所需的成份就無法透過血液送達傷口，變得很難痊癒。甚至當血液無法流到腳部，腳部的組織就有可能壞死，最糟的情況甚至得截肢。

腦　腦血管疾病（腦中風）

腦血管疾病包含血管堵塞的腦梗塞與血管破裂的腦溢血，都是致死率極高或是後遺症很嚴重的併發症。後遺症包含手腳麻痺、口語障礙等症狀。有時血脂異常或是高血壓也會誘發腦血管疾病，但還是以糖尿病誘發這類併發症的風險最高。

心　缺血性心臟病

當心臟無法得到充足的血液，就會出現狹心症或是心肌梗塞。心肌梗塞會出現有如胸口突然緊繃的劇痛，若不及時治療，有可能會導致死亡。與腦中風一樣，會因為血脂異常或是高血壓而誘發，但還是以糖尿病誘發這類併發症的風險最高。

不喝酒的人也會罹患肝病

許多人以為脂肪肝這類肝病只會在嗜酒的人身上出現，但其實不喝酒的人也會有脂肪肝（25頁）的問題。

不喝酒的人的脂肪肝稱為非酒精性脂肪肝（NAFLD），當這種脂肪肝持續惡化，就會變成非酒精性脂肪肝炎（NASH）。

雖然也有不會變成NASH的脂肪肝（NAFL），但是肝炎通常要到後期才會出現症狀，所以很難只憑脂肪肝區分是NAFL還是NASH。因此，確定罹患脂肪肝後，便要記得調整飲食生活，才能有效改善。

不喝酒的人的脂肪肝往往是因為過度攝取醣質所造成。

無法轉換成熱量的醣質會轉換成中性脂肪，再以內臟脂肪、皮下脂肪與脂肪肝這類異位脂肪的形式囤積。

雖然NASH這種肝炎的主因不是酒精，但與那些主因為酒精的肝炎一樣，也有可能誘發肝硬化或是肝癌。因此就算不喝酒，也不能對NASH掉以輕心。

不喝酒卻罹患肝病的個案急速增加中

NAFLD（非酒精性脂肪肝）

這是病因與酒精無關的脂肪肝總稱。一般認為，會與肥胖、血脂異常、高血壓、糖尿病等疾病一起出現。雖然有80～90％的人會一直都只是脂肪肝（NAFL），但還是約有10～20％的人會慢慢惡化為肝硬化或肝癌。

NASH（非酒精性脂肪肝炎）

這是非酒精性脂肪肝造成的肝病。大部分的NASH都要到後期才會出現症狀，所以很難只憑自覺症狀判斷是單純的脂肪肝（NAFL）還是NASH。因代謝症候群而罹患NAFLD的人通常比較容易轉變成NASH。

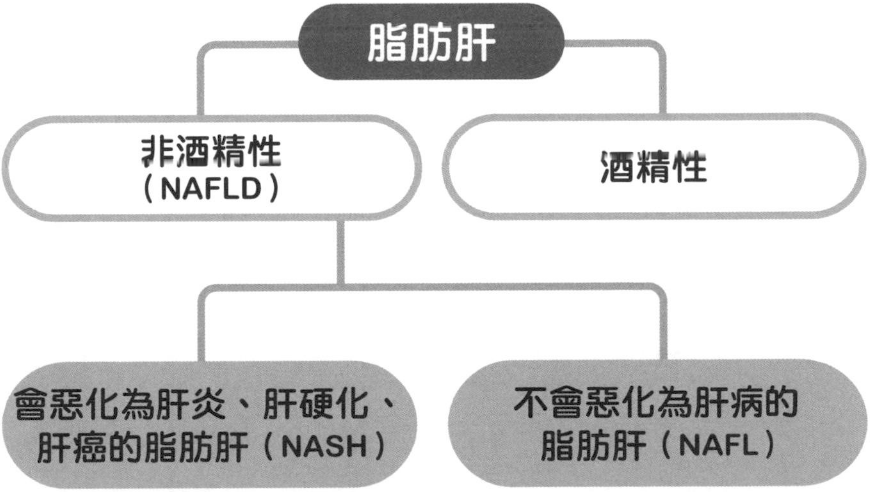

肝指數就算符合基準值，也不能掉以輕心

判斷脂肪肝的方法之一就是透過抽血檢查肝指數，因此透過健康檢查就能知道是否有脂肪肝的問題。

抽血檢查可得知ALT（GPT）、AST（GOT）、γ－GTP以上3種肝指數。

要注意的是，不能因為肝指數符合標準就掉以輕心，因為就算符合標準值，也很有可能已經罹患脂肪肝。

假設ALT與AST都高於17，就有可能已經罹患脂肪肝，所以本書另外在43頁列出理想值，若想知道肝臟的狀況，請參考這個理想值。

當AST高於ALT的時候，有可能已經過度攝取造成脂肪肝的醣質或是酒精。

大部分的人都知道，常喝酒的人通常γ－GTP的數值比較高，但其實罹患脂肪肝之後，γ－GTP的數值也會上升。明明不常喝酒，γ－GTP的數值卻偏高的人，就要懷疑自己是否罹患了脂肪肝。

若有這類懷疑，還請多多參考本書介紹的「理想值」。

肝指數的標準值與理想值

ALT(GPT)

這是產生胺基酸所需的酵素。一旦罹患脂肪肝或肝炎，這個數值就會上升。

標準值	10～30 IU/L
理想值	5～16 IU/L

AST(GOT)

這是產生胺基酸所需的酵素。如果這個肝指數比ALT更高，有可能過度攝取醣質與酒精。

標準值	10～30 IU/L
理想值	5～16 IU/L

γ -GTP

這是於肝臟產生，與膽汁一起排出的酵素。通常是用來衡量酒精性肝炎的指標，但罹患脂肪肝或是壓力過大的話，這個指數都會上升。

標準值	女性	小於等於48 IU/L
標準值	男性	小於等於79 IU/L
理想值	女性	10～30 IU/L
理想值	男性	10～50 IU/L

罹患牙周病會導致脂肪不易燃燒

大家是否曾被診斷出牙周病？

牙周病是牙菌斑造成的傳染病，初期症狀為牙齦紅腫，刷牙時會出血。

如果症狀繼續惡化，支撐牙齒的顎骨（齒槽骨）就會被破壞，牙齒就會脫落。

牙周病除了會導致牙齒脫落之外，目前已知的是，會使糖尿病惡化或是脂肪難以燃燒。

牙菌斑會從牙齦的血管進入全身，導致血糖升高，讓肌肉難以吸收血糖，也會讓異位脂肪之一的脂包肌（25頁）增加。

一旦脂包肌變多，脂肪就會變得更難以燃燒，如此一來，就算努力減重，也很難減少脂肪。

要改善牙周病就要把牙齒刷乾淨，打造牙菌斑無處寄生的環境。除了得定期看牙醫之外，更要每天好好刷牙，尤其要將牙周囊袋這個牙齒與牙齦之間的縫隙刷乾淨才行。

不改善牙周病，內臟脂肪就不會減少

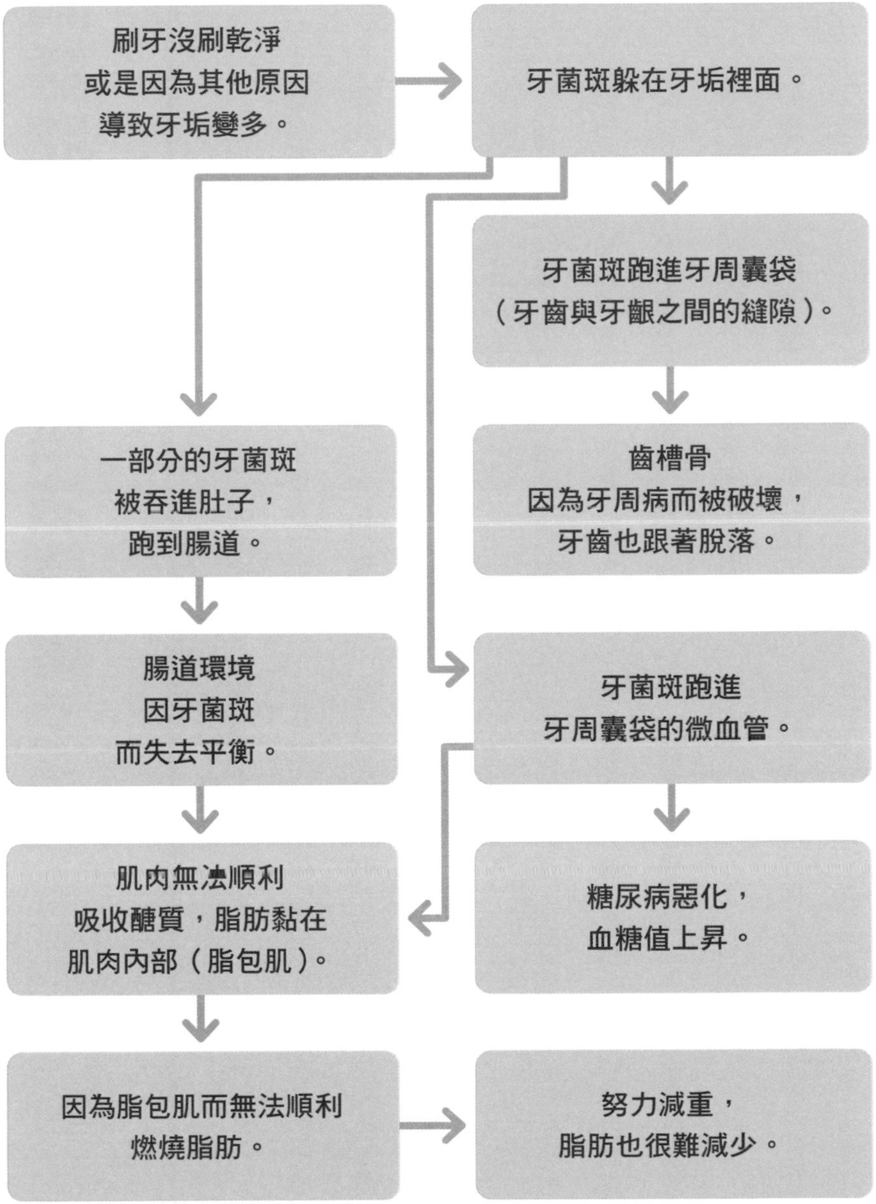

內臟脂肪過多就無法長壽

原因在於代謝症候群會誘發血脂異常、高血壓與糖尿病這類症狀，也會導致動脈硬化，進而導致罹患狹心症、心肌梗塞並提高腦中風的風險。

此外，肌肉量會隨著年紀增長而減少（21頁），肌肉過少或是身體機能下滑至日常生活出現問題的狀態就稱為肌少症。肌肉太少，內臟脂肪過多的人就是肌少性肥胖的患者。雖然肌少症是年長者才會出現的症狀，但是因運動不足導致肌肉較少以及肥胖的人，提早罹患肌少性肥胖的風險就會升高。

年老才會出現的衰弱症（frailty）也已成為社會問題。雖然衰弱症是用來形容年長者身心虛弱的詞彙，但其實與肌肉量減少息息相關。

目前已知的是，罹患衰弱症的年長者很容易跌倒，只要一骨折，就很容易臥病在床，壽命也會跟著縮短，而且還會誘發認知症。

為了避免這類情況發生，就要從現在開始減少內臟脂肪以及鍛鍊肌肉。

肌耐力下滑與內臟脂肪增加都會導致壽命減短

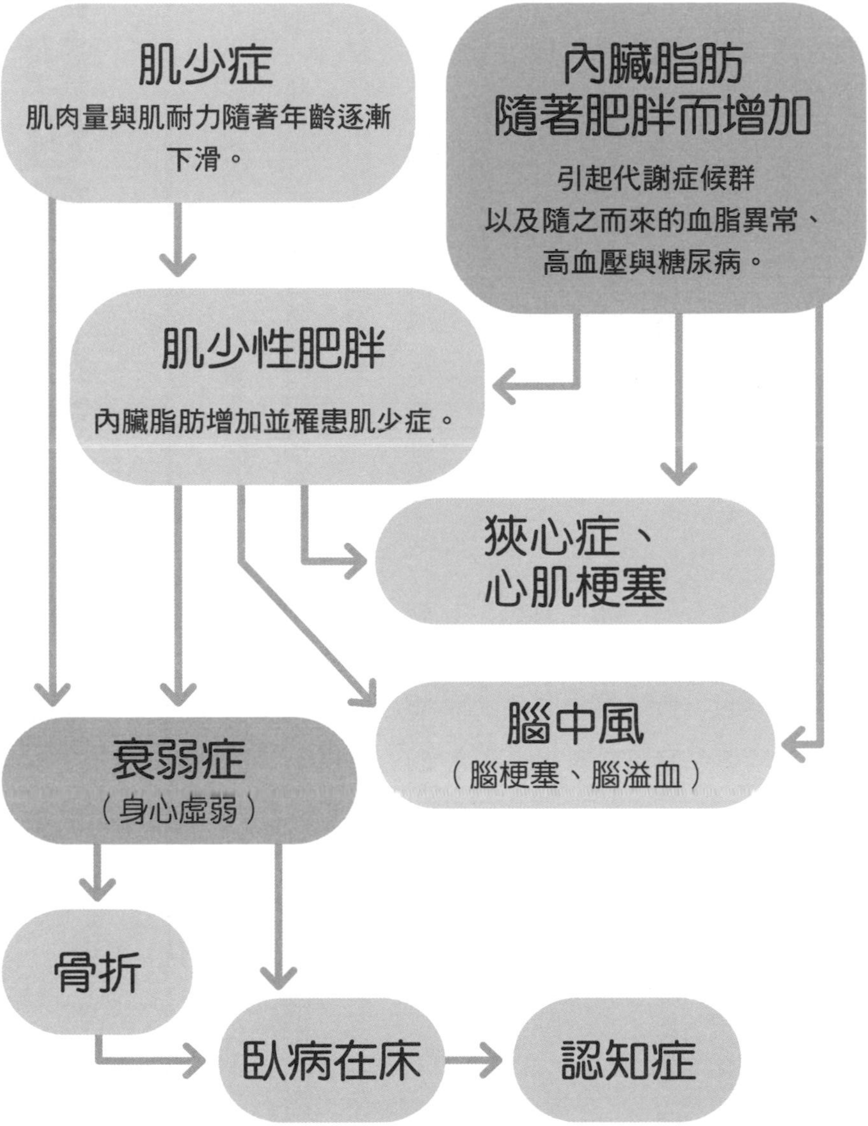
肌少症
肌肉量與肌耐力隨著年齡逐漸下滑。
內臟脂肪隨著肥胖而增加
引起代謝症候群以及隨之而來的血脂異常、高血壓與糖尿病。
肌少性肥胖
內臟脂肪增加並罹患肌少症。
狹心症、心肌梗塞
腦中風
（腦梗塞、腦溢血）
衰弱症
（身心虛弱）
骨折
臥病在床
認知症

小腹隆起也會造成漏尿的問題

小腹隆起的主因為背肌、腹肌的肌力不足（18頁），而骨盆底肌群的肌力下滑，也是造成小腹隆起的原因之一。

骨盆底肌群是撐住膀胱、尿道、子宮、直腸與其他臟器的肌肉群。這個長得像是吊床的肌肉群一旦變弱，就會使臟器下垂，小腹也會因此更突出。

此外，骨盆底肌群也與尿道、膀胱有關，所以一旦變弱，收縮尿道的力道就會跟著變弱，也就容易漏尿。

有些人也會因此出現膀胱過於敏感與頻尿的問題。

一般認為，讓女性的骨盆底肌群變弱的一大主因就是生小孩，其次就是進入更年期之後的荷爾蒙失調（14頁）。

除了上述2種原因，運動不足，導致全身肌力下滑的話，骨盆底肌群的肌力也會跟著下滑。

要改善小腹隆起的問題，就要在減少內臟脂肪的時候，同時鍛練背肌、腹肌與骨盆底肌群。

腹肌、背肌、骨盆底肌群變弱，小腹就會隆起

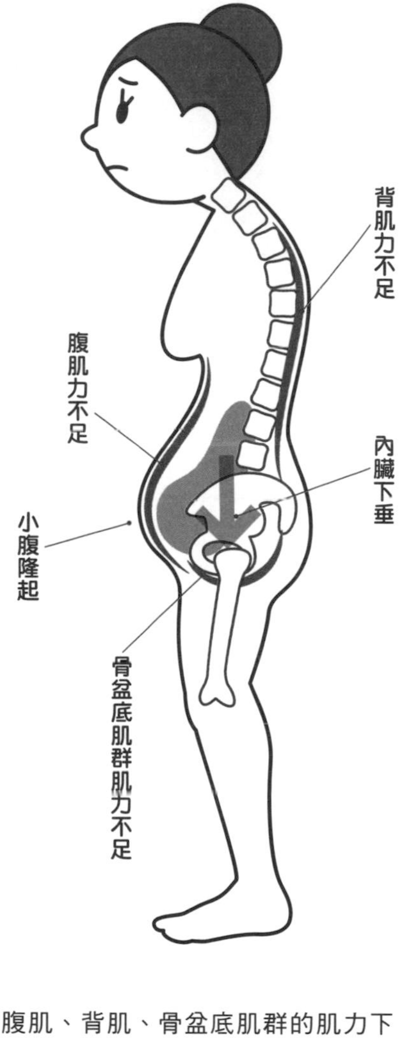

腹肌、背肌、骨盆底肌群的肌力下滑，內臟跟著下垂，導致小腹突出。

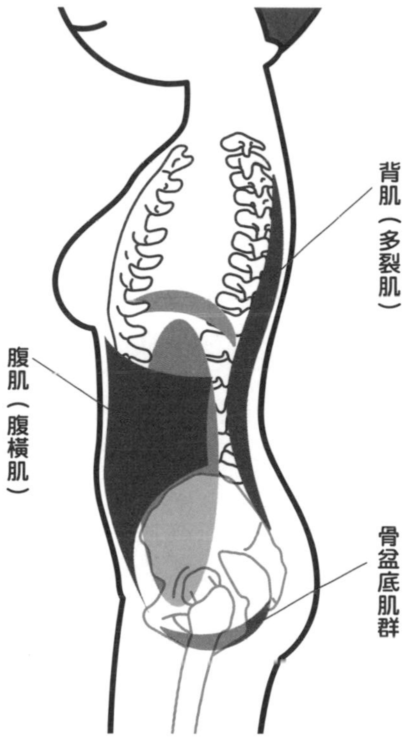

腸子、膀胱、子宮與其他內臟都是由腹肌、背肌、骨盆底肌群撐住。

專欄 2

更年期女性要注意骨質疏鬆症

更年期女性不只容易罹患內臟脂肪肥胖，骨骼也更加容易變得脆弱。

骨骼強壯與否的指標為骨質密度（每單位面積的骨量）。簡單來說，就是骨質塞得有多密的感覺。女性的骨質密度會在18歲時達到顛峰，到40歲中期也還能維持一定的程度，但到50歲前後就會開始下滑。

但骨質密度下滑，就像白蘿蔔出現孔洞一般，骨頭會變得鬆鬆的，而這就是所謂的骨質疏鬆症。

一般認為，骨質疏鬆症好發於女性，有80％的骨質疏鬆症患者都是女性，但其實這與女性荷爾蒙（雌激素）有關。雌激素會使骨質吸收變慢並減緩骨骼分泌鈣質。

可是一旦進入更年期，雌激素的分泌量就會減少，骨質密度也會因此急速下降，所以才會有那麼多人罹患骨質疏鬆症。

要想預防骨質疏鬆症就要多攝取形成骨骼所需的鈣質。女性每日建議鈣攝取量為650mg*，不妨多攝取富含鈣質的牛奶、起司或其他的乳製品與小魚。

此外，也要記得適度運動，多刺激骨骼，骨骼也較不易變弱。

＊每日建議鈣攝取量是以《日本人飲食攝取基準2020》（厚生勞動省）所建議的數值為基準，18～74歲的女性的每日建議鈣攝取量為650mg。

3章

如何減少內臟脂肪？

基礎代謝率隨年紀下滑，會出現肥胖問題

當肌肉量隨著年紀增長而減少（21頁），隨之而來的就是基礎代謝率會產生變化。其實就連我們靜止不動，身體還是會消耗熱量，而這種為了生存而消耗的最低熱量就稱為基礎代謝率。

目前已知的是，基礎代謝率會隨著年紀增長而下滑。如53頁的圖表所示，女性與男性的基礎代謝率都會在50歲之後下滑。

基礎代謝率產生變化下滑，但是飲食習慣卻不是一朝一夕就能改變，如果40幾歲、50幾歲的時候，還像是20幾歲那樣進食，攝取的熱量就會來不及消耗，沒多久整個人就會像是吹氣球般胖起來。

如果基礎代謝率是因為肌肉量減少而下滑，那麼只要增加肌肉，應該就能提升基礎代謝率。而所幸的是只要多運動就能增加肌肉。

一旦肌肉增加，脂肪就會跟著燃燒並轉換成熱量，提高基礎代謝率，使內臟脂肪比較容易消失。

中年之後的肥胖
與基礎代謝率下滑有關

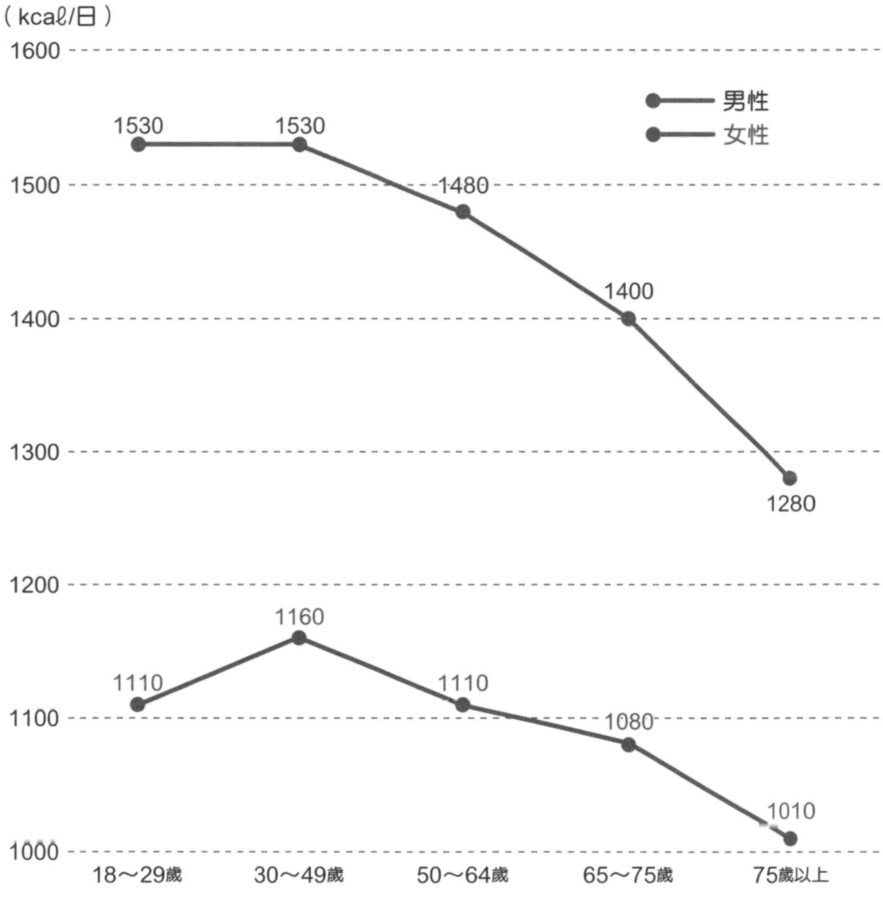

＊根據《日本人飲食攝取基準》(2020年版)「標準體重的基礎代謝率」所繪製。

男性與女性的基礎代謝率都會在50歲之後開始下滑。女性的基礎代謝率本來就比男性低，如果再加上年齡因素就更容易變胖。

蛋白質攝取不足就無法增加肌肉

如果不攝取增加肌肉所需的蛋白質，不管再怎麼努力運動也無法增加肌肉。

蛋白質的攝取量是否充足，可透過抽血檢查觀察白蛋白值。

白蛋白會出現於肝臟製造的血液之中，功能是將營養素運至全身的細胞。

因此，白蛋白一旦不足，好不容易攝取的營養素就無法送到需要這些營養素的細胞，導致肌肉、血管與骨頭衰退，甚至會出現貧血、免疫力下滑等症狀。

理想的白蛋白值應該高於4.5（g／dℓ）以上，如55頁的圖表所示，白蛋白值越高，代表壽命越長。

若希望讓白蛋白值維持在4.5，就得在三餐攝取足夠的蛋白質。一般認為，每日最低攝取與體重（kg）相同克數的蛋白質，比方說，體重60kg的人，每天至少需要攝取60g的蛋白質，體重50kg的人則需攝取50g的蛋白質。建議大家參考55頁的食品蛋白質含量，攝取足夠的蛋白質。

白蛋白值越低，壽命就越短

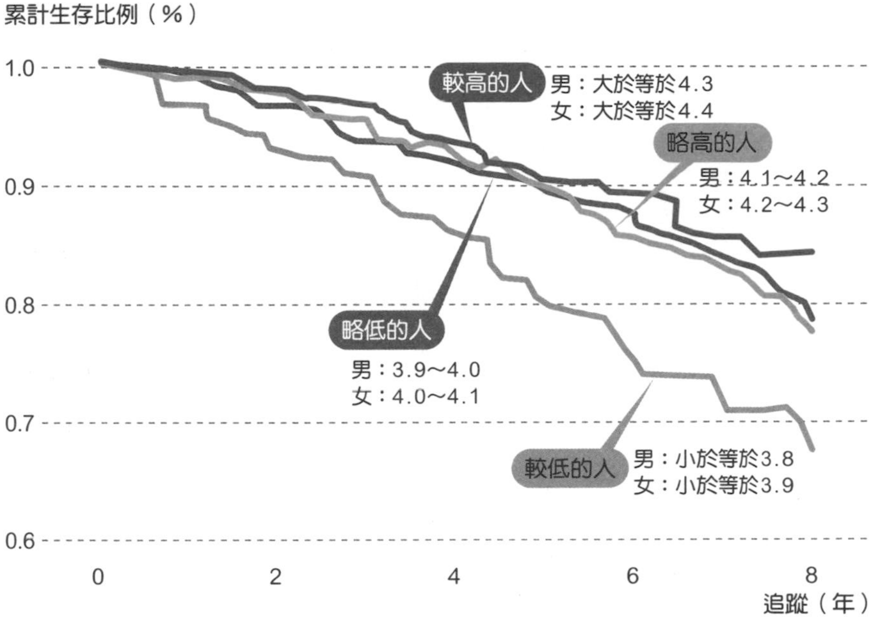

這份資料說明了年長者營養狀態指標BMI（身體質量指數）、白蛋白、總膽固醇、血紅素與餘命的相關性。從圖中可以發現，白蛋白值「較低」的族群在8年內的累積死亡率為33%，是「較高」族群的2倍左右。

＊根據新開省二：關於年長者的低營養狀態與其預防　日本醫事新報2012；4615：71-77「4組營養指標與生命長短的比較（圖1）」製作。

每日最低需求蛋白質量＝與體重（kg）相同的克數

＊60kg就需要攝取大於等於60g的蛋白質

食品蛋白質含量的參考

食品	蛋白質含量
肉100g	20g
鯖魚罐頭	20～30g
雞蛋1顆	10g
豆腐半塊	10g

＊肉的種類、部位以及雞蛋的大小都有可能導致蛋白質含量低於參考值，所以建議大家攝取高於參考值的蛋白質。

＊節錄自栗原毅《本当に正しい糖尿病の治し方》（X-Knowledge）

吃飯吃太快，蛋白質不會轉換成肌肉

大家覺得自己吃飯的速度是快還是慢？

其實慢慢吃才能促進蛋白質吸收。

吃飯吃太快的人，就算攝取了足夠的蛋白質，白蛋白值也很難上升；反之，慢慢吃的人，才能如預期地讓白蛋白值上升。

這是我從患者的資料所得出的結論。

為什麼慢慢吃才能幫助蛋白質吸收呢？

細嚼慢嚥的時候，口腔可分泌足夠的唾液，唾液之中的消化酵素可先讓蛋白質分解至一定的程度。

接著從胃部進入腸道的食物又會被胰臟分泌的胰蛋白酶徹底分解。

另一方面，肝臟所製造的膽汁會從總膽管進入到十二指腸，使蛋白質變得更加容易分解。

胰蛋白酶與膽汁都得在食物慢慢經過腸道的時候，才能徹底發揮功效，所以吃飯吃太快的話，食物經過腸道的速度就會變快，而吃慢一點，才能幫助蛋白質吸收，使肌肉容易增加。

消化的機制

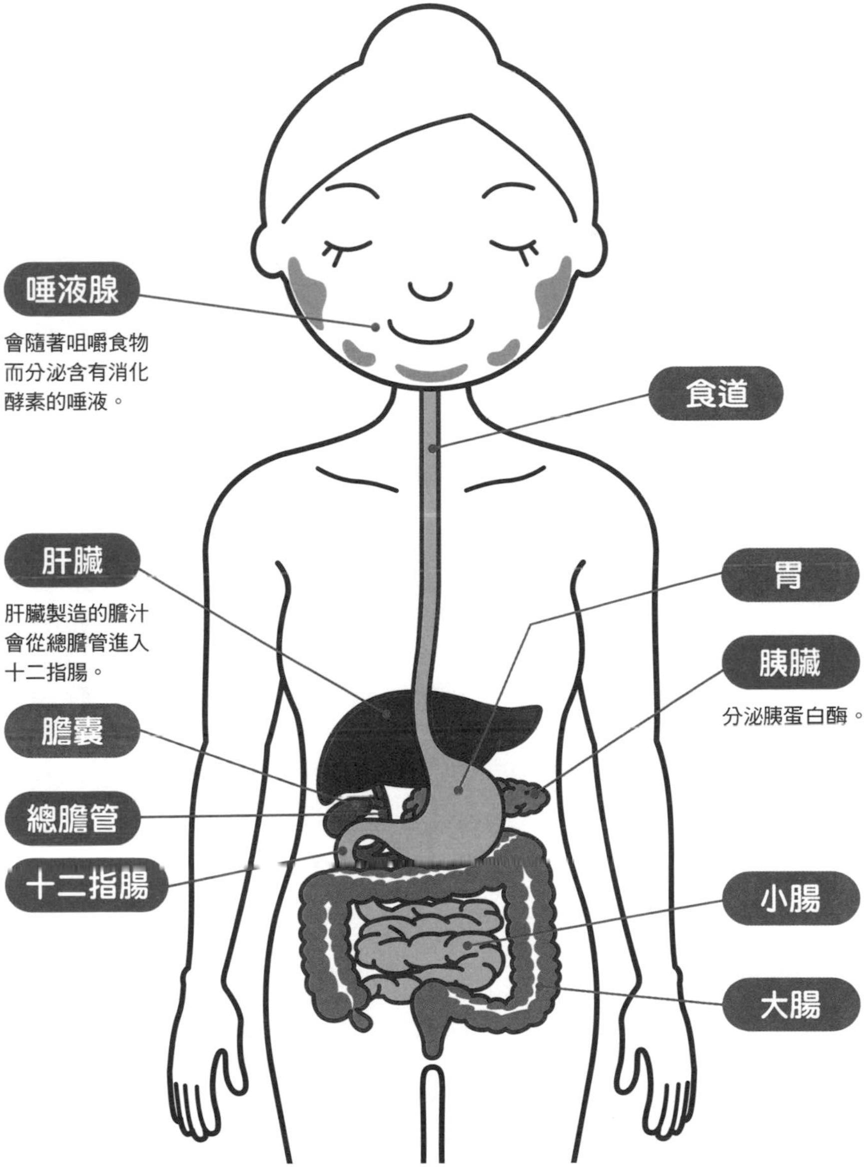
唾液腺
會隨著咀嚼食物而分泌含有消化酵素的唾液。
食道
肝臟
肝臟製造的膽汁會從總膽管進入十二指腸。
胃
胰臟
分泌胰蛋白酶。
膽囊
總膽管
十二指腸
小腸
大腸

醣質比脂質更容易造成肥胖

變胖通常不是因為攝取過多的脂質，而是攝取過多的醣質。

說到醣質，許多人會立刻聯想到利用砂糖製作的甜點或是水果，但其實白飯、麵包以及其他的碳水化合物都含有很多的醣質。順帶一提，碳水化合物就是含有醣質與膳食纖維的食品。

在進行各種調查之後，我將日本女性每日醣質攝取量的基準值設定為200g，男性則為250g。

59頁是由我監製的圖表，從中可以發現，各年齡層的男性與女性都攝取了過多的醣質。

其中以50幾歲的女性居冠，每天攝取了超過400g的醣質，如果換算成方糖，差不多就是100塊方糖的量。

有可能這個年齡層的女性常吃含有大量醣質的零食，所以才會每天攝取過多。

就算是不吃零食的人，如果每次用餐都只吃少量的菜配大量白飯或是特別愛吃咖哩飯與拉麵，就會在不知不覺間攝取過多的醣質。

每日於三餐攝取的醣質

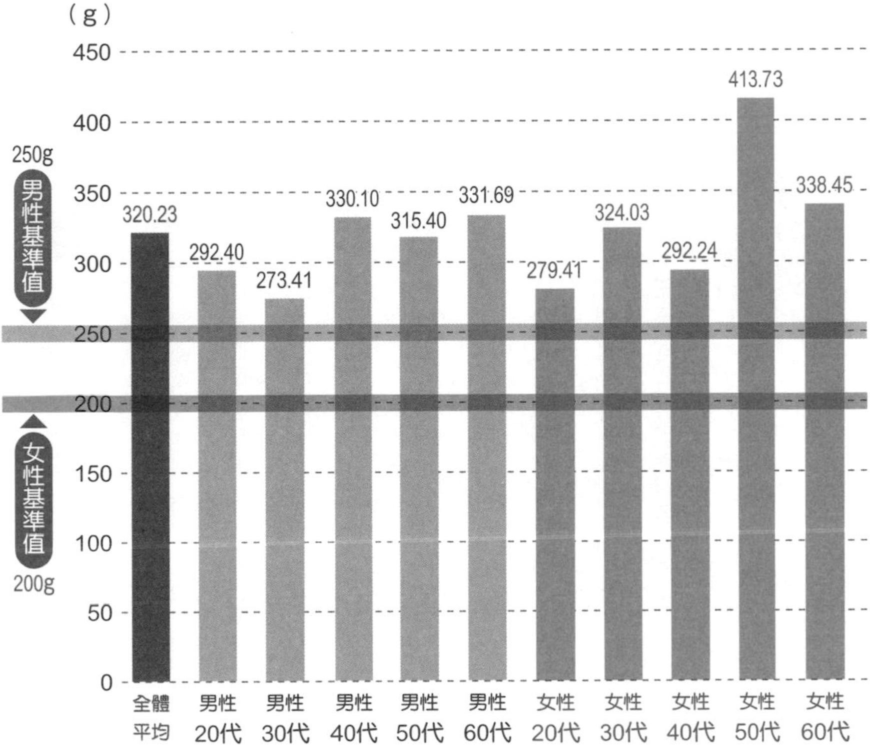

雖然男性基準值為250g，女性基準值為200g，但從圖中可以發現，每個年齡層的男性與女性都超過基準值。由此可知，所有人都在不知不覺間攝取了過多的醣質。

＊由栗原毅監修，以及根據札幌啤酒公司進行的《針對20～60歲1000名男女進行飲食習慣與醣質的田野調查》所繪製。

比起卡路里，更要注意醣質的攝取量

很害怕變胖或是想要變瘦的人，通常會避免攝取過多的卡路里對吧？

61頁也是由我監製的圖表，從中可以發現，知道該避免攝取過多卡路里的人，往往攝取了超過基準值的醣質。

也就是說從這份問卷調查可以看出，反而是那些回答「會避免在三餐攝取過多卡路里」的人，往往會攝取過多的醣質。

我認為這是因為不懂卡路里與醣質的差異所造成的結果。

醣質是容易轉換成內臟脂肪或皮下脂肪的營養素，所以與其避免攝取過多的卡路里，不如減少醣質的攝取量，體重才不會增加。

攝取過度的卡路里的確是很糟糕的事，但是想要避免自己變胖，或是想要減重的人，應該特別注意醣質的攝取量。

就我的經驗而言，與其在意卡路里，不敢吃想吃的食物，還不如多注意醣質的攝取量，才能打造不容易變胖的體質。

「過度攝取醣質的人」與「避免多餘卡路里，卻過度攝取醣質的人」的比例

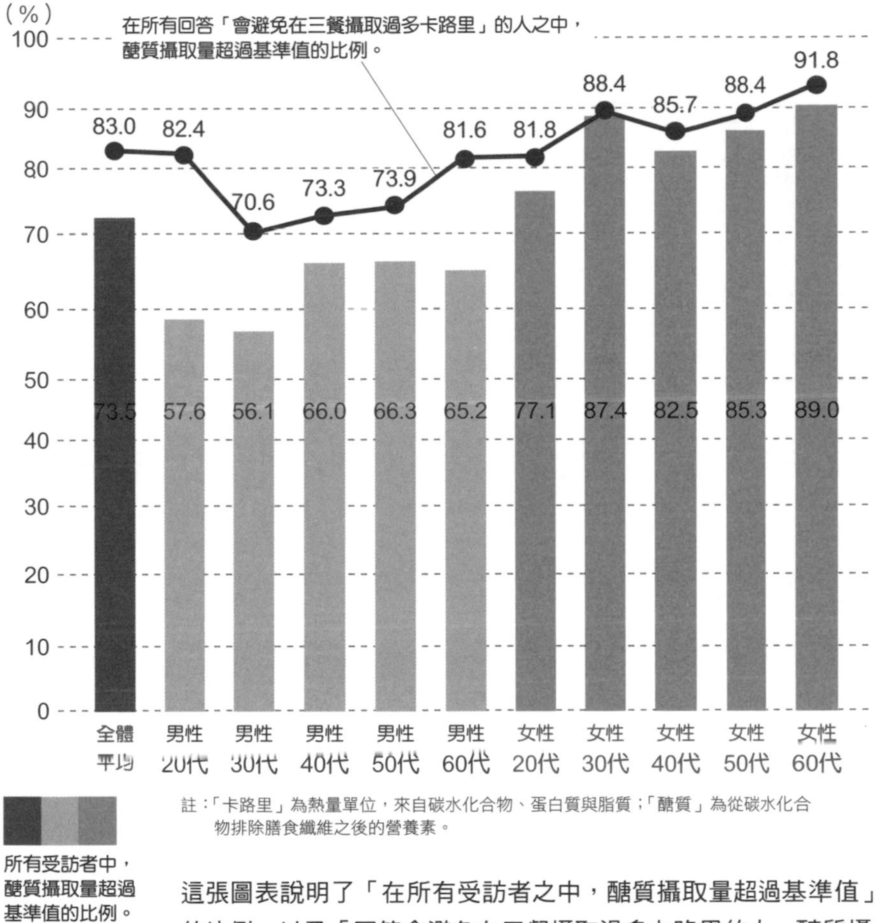

註：「卡路里」為熱量單位，來自碳水化合物、蛋白質與脂質；「醣質」為從碳水化合物排除膳食纖維之後的營養素。

這張圖表說明了「在所有受訪者之中，醣質攝取量超過基準值」的比例，以及「回答會避免在三餐攝取過多卡路里的人，醣質攝取量超過基準值」比例。由此可知，許多人知道要避免攝取過多的卡路里，卻不知道該減少醣質的攝取量。

＊由栗原毅監修，根據札幌啤酒公司進行的《針對20～60歲1000男女進行飲食習慣與醣質的田野調查》所繪製。

即使吃牛排也不會變胖

接下來要證明減醣比減少卡路里更能達到減重效果。

63頁是我根據患者的資料所繪製的圖表，上表是吃了3個飯糰與1罐裝咖啡之後的血糖值，下表則是吃了沙朗牛排之後的血糖值。

雖然從三餐攝取的醣質會轉換成血糖，不過時間一久，血糖就會轉換成熱量，被肌肉吸收，導致血糖值下降。

此時無法轉換成熱量的醣質會轉換成中性脂肪，再以內臟脂肪、皮下脂肪、脂肪肝或是其他種類的異位脂肪的形式囤積。

這就是攝取醣質之後，脂肪會增加的理由。換句話說，只要別讓餐後的血糖質上升就不容易變胖。

因此從這2張圖表可以發現，吃了3個飯糰與罐裝咖啡之後，飯後血糖值上升的速度非常快；但是吃了幾乎不含醣質的沙朗牛排之後，血糖值反而沒有上升。

由此可知，採用減醣的飲食習慣比較不容易變胖，所以在用餐時，不妨試著減少醣質的攝取量吧。

會讓血糖值升高的是醣質！

吃了3個飯糰與喝了1罐裝咖啡之後的血糖值變化

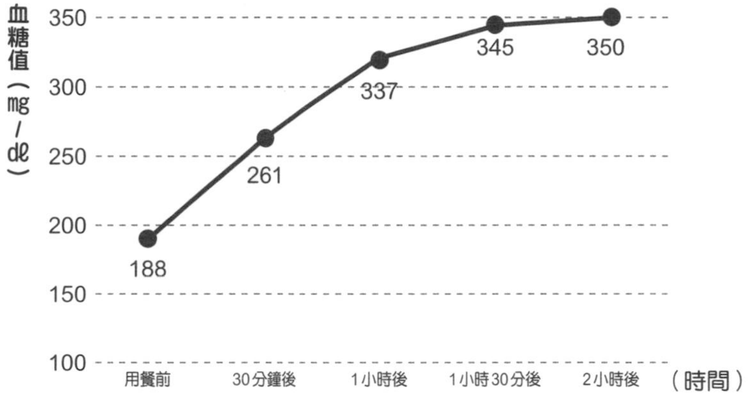

＊取自東京與日本橋栗原診所的資料。

吃了沙朗牛排（160g）之後的血糖值變化

血糖值（mg/dℓ）
350
300
250
200
150
100
202
209
212
210
204
用餐前
30分鐘後
1小時後
1小時30分後
2小時後
（時間）

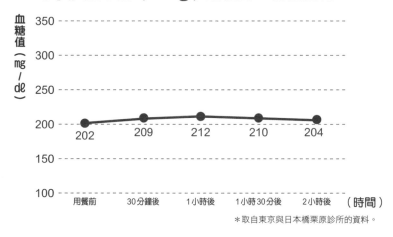

＊取自東京與日本橋栗原診所的資料。

飯糰含有碳水化合物（醣質＋膳食纖維），罐裝咖啡含有砂糖（醣質）。從圖表之中可以發現，血糖值會在攝取這些食物之後急速上升，反觀吃了幾乎不含醣質的沙朗牛排之後，血糖值則幾乎不會上升。

水果會加速脂肪肝形成以及使肌膚老化

在過去，大部分的人都認為水果的升糖指數低於白飯或麵包，比較不會導致糖尿病的問題，也有專家建議多攝取水果。

不過，現在已知這是錯誤的觀念。吃太多水果反而會導致中性脂肪增加，甚至出現脂肪肝。

詢問中性脂肪達600mg／dℓ（基準值為低於150mg／dℓ）的脂肪肝患者就會發現，他們很頻繁地吃水果。

當我建議這些患者停止食用水果後，大約過了1週左右，可以很明顯地發現中性脂肪降至100mg／dℓ的水準。

目前已知的是，水果的果糖是吸收速度比砂糖還快的單醣，很容易在肝臟轉換成中性脂肪。

雖然飯後血糖值不會升得太快，但是一旦出現脂肪肝的問題，胰島素就很難在細胞吸收血糖的時候分泌，罹患糖尿病的風險就會升高。

此外，果糖會促進AGE（糖化終產物）這類老化物質增加，所以太常吃水果反而會讓肌膚變得暗沉並加速肌膚老化。

容易吸收的醣質

主要的醣質

單醣：水果或是蜂蜜的果糖與葡萄糖等。

雙醣：砂糖之中的蔗糖、牛奶的乳糖與麥芽的麥芽糖等。

多醣：穀類或芋類所含的澱粉等。

吸收快速 ↑ ↓ 吸收緩慢

水果的醣質排行榜 每100g的醣質含量

排名	水果	醣質含量
第1位	香蕉	21.4g
第2位	葡萄	15.2g
第3位	柿子	14.3g
第4位	蘋果（去皮）	14.1g
第5位	鳳梨	12.5g
第6位	無花果	12.4g
第7位	蜜柑	11.0g
第8位	奇異果	10.8g
第9位	梨子	10.4g
第10位	哈蜜瓜	9.8g

＊根據日本食品標準成分表（八訂）製作。

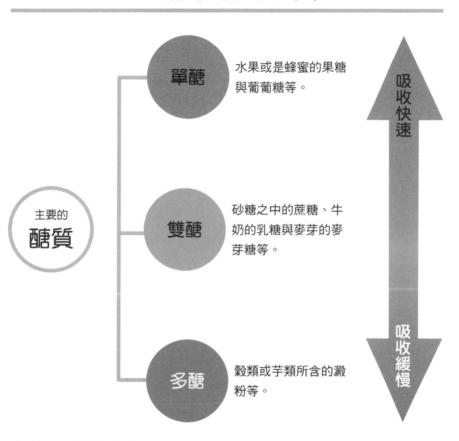

可以喝的酒與不能喝的酒

許多人都認為「酒」是減肥之敵，但其實只要能淺嘗即止以及懂得一些飲酒的技巧，就不需完全戒酒。

可以放心喝的酒包含燒酎或是威士忌這類蒸餾酒，因為這些酒完全不含醣質。

反之啤酒、葡萄酒、日本酒這類釀造酒就含有較高的醣質，所以不能喝太多。雖說較為苦澀的葡萄酒醣質不高，但其實苦澀的日本酒也含有一定程度的醣質。

最不推薦的就是摻了檸檬或是葡萄柚這類果汁的酒，因為果汁含有許多容易增加中性脂肪的果糖（64頁）。

這類型的酒會增加果汁的風味，或是利用人工合成的甜味劑調味，但這些甜味劑的成分通常很複雜，所以我絕對不會喝這種酒。

況且果汁風味酒的酒精濃度通常也很高，許多都高達9％左右。光是喝一瓶500㎖、酒精濃度為9％的酒，就已經攝取過多的酒精與醣質，所以不太建議大家飲用這類酒。

可以喝的酒與不能喝的酒

淺嘗即止的酒

釀造酒

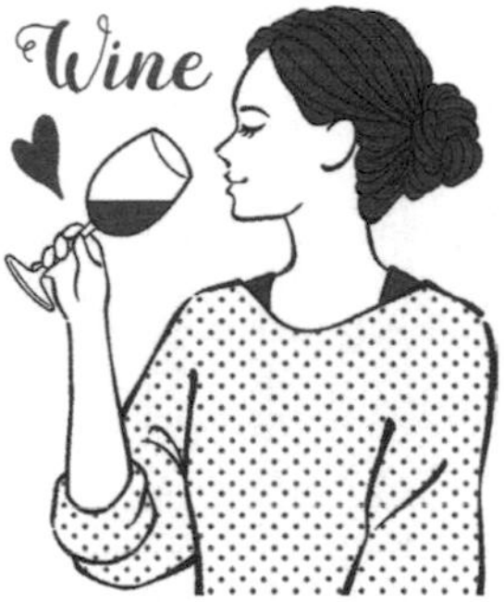

啤酒
葡萄酒
日本酒

釀造酒含有一定程度的醣質，所以喝太多就會攝取過多醣質。如果想喝啤酒或日本酒，最好提醒自己只喝一杯。如果想喝的是葡萄酒，建議選擇醣質含量較低、多酚（抗氧化成分）較高的紅酒。

可以喝的酒

蒸餾酒

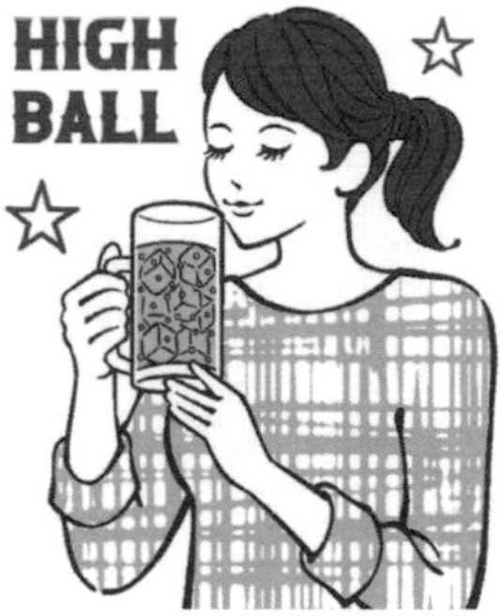

燒酎
威士忌
白蘭地
伏特加
等等

蒸餾酒的度數較高，所以最好利用熱水、常溫水、碳酸水稀釋再喝。但千萬不要以果汁稀釋。

絕對不推薦的酒

釀造酒

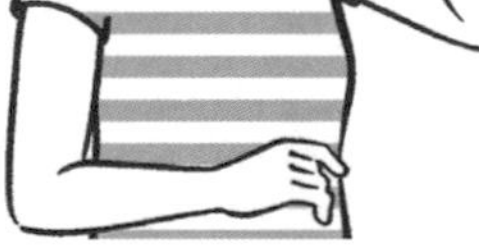

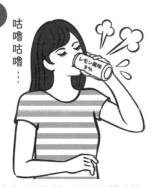

含有人工甜味劑、酒精度數9%的酒

人工甜味劑的成分很複雜，而且酒精度數9%的酒也很順口，一不小心就會喝太多，要多加注意。

不太建議的酒

混成酒

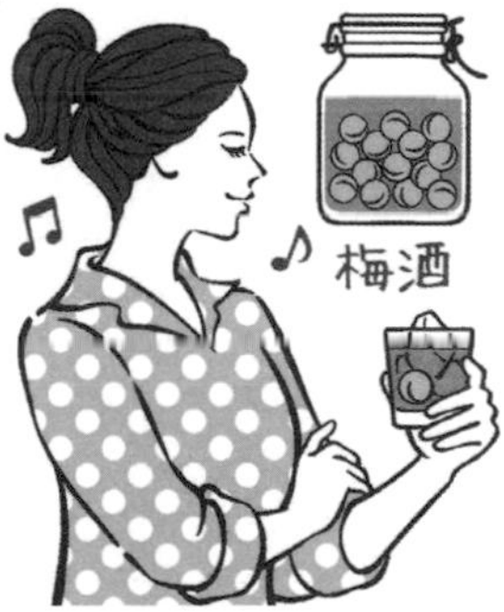

梅酒
果汁酒
（有酒精度數標示的酒）

果汁含有容易吸收的果糖，喝這種酒會間接攝取過多的醣質，所以不太推薦。

＊就算是可以喝的酒，也要注意不要喝太多，總之淺嘗即止就好。

壓力或睡眠不足會加速肥胖

長期承受壓力的人通常不易瘦下來，之所以如此與自律神經密切相關。

自律神經分成交感神經與副交感神經，只要一邊活躍，另一邊就會平穩。

白天的時候，交感神經會變得活躍，讓身體進入活動模式，脂肪也會在此時不斷燃燒。如果要運動的話，趁著這個時候是最好的。

反之，到了夜晚之後，副交感神經就會變得活躍，讓身體切換成休息模式，脂肪也相對不易燃燒，所以最好讓身體在這段時間休息。

此外，連睡覺的時候，都是副交感神經比較活躍，此時會分泌生長激素，修復受傷的血管以及消除身體疲勞。

晚上之所以睡不好，就是因為睡覺時交感神經比較活躍，導致身體無法休息。

目前已知的是，當睡眠時間太短，交感神經過於活躍時，抑制食慾的荷爾蒙（瘦蛋白）的分泌就會減少，促使我們不自覺地吃太多並發胖。

交感神經過於活躍的生活會招致肥胖

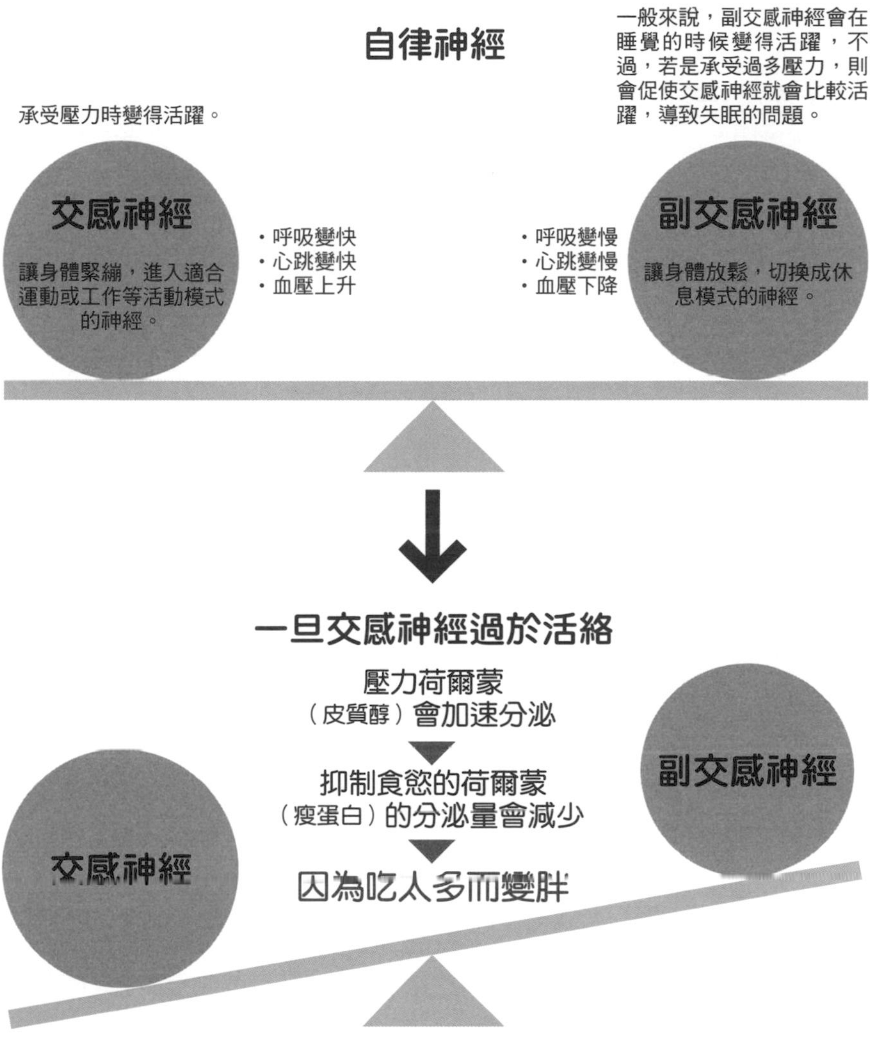
自律神經
承受壓力時變得活躍。
一般來說，副交感神經會在睡覺的時候變得活躍，不過，若是承受過多壓力，則會促使交感神經就會比較活躍，導致失眠的問題。
交感神經
讓身體緊繃，進入適合運動或工作等活動模式的神經。
・呼吸變快
・心跳變快
・血壓上升
・呼吸變慢
・心跳變慢
・血壓下降
副交感神經
讓身體放鬆，切換成休息模式的神經。
一旦交感神經過於活絡
壓力荷爾蒙（皮質醇）會加速分泌
抑制食慾的荷爾蒙（瘦蛋白）的分泌量會減少
因為吃太多而變胖
交感神經
副交感神經

當交感神經與副交感神經維持平衡，身體就能正常運作。一旦承受了壓力，就會變得連睡覺的時候都是交感神經比較活躍，使身體無法休息。此時，壓力荷爾蒙會在這時大量分泌，而抑制食慾的荷爾蒙分泌量便會減少，間接讓我們食慾大增並發胖。

專欄 3

1個月用高級水果犒賞自己1次

之前在第3章提過，水果是造成脂肪肝、內臟脂肪型肥胖的元凶，尤其最近都以糖度較高的水果為主流，罹患脂肪肝的風險也跟著變高。因此身為醫師的我，實在不建議吃太多水果。

不過，「戒吃水果」這件事對於喜歡吃水果的讀者而言，絕對是一大壓力對吧？

在1970年代中期的時候，水果是非常高級的商品，香蕉、哈密瓜、草莓、桃子都是高不可攀的水果。是等到平價的香蕉開始進口，國產水果也開始削價競爭之後，才變成像點心那樣每天都能吃得到。

我們不妨從這段歷史換個角度思考，也就是將水果當成犒賞自己的禮物。比方說，在發薪日或是某個紀念日的時候吃水果，或是規定自己1個月只吃1次水果，如此一來，較不易出現脂肪肝或是對身體造成不良的影響。

因為是當成犒賞自己的禮物，所以不妨多花點錢，選擇高級的水果。高級水果的話，不太可能每天都吃，但每個月都能吃1次的話，反而會更期待對吧？這是我為愛吃水果的讀者所提供的建議。

4章

透過
飲食方式
改善小腹隆起
的問題

微戒醣飲食！每天不要攝取超過200g醣質

如前面所述，醣質會讓內臟脂肪增加並促使脂肪肝出現。

在過去，極端減醣的減重方式曾經流行過一段時間。這是一種盡可能不吃白飯等主食的減重方式，但有些人會因此感到很有壓力。

我比較推薦的是「稍微戒醣」的減重方式。我將每日醣質攝取量的基準值設定為女性200g、男性250g，但其實不管是男性還是女性，都還是攝取了比基準值多20%的醣質（59頁）。

這意味著，想要接近目標值，只需要從目前攝取的醣質量減去20%左右即可。

以白飯為例，只要少吃一兩口，就能減少約20%的攝取量，為此把飯碗換成小的，應該就能達成目標。

要達成「稍微戒醣」這個目標有幾個注意事項，本書將在73頁介紹。這5個注意事項都不算太難，大家不妨努力試試吧。

達成「稍微戒醣」這個目標的5個注意事項

1　減少1～2成的主食

會讓內臟脂肪增加的主要營養素就是醣質，要想稍微戒醣，不妨讓醣質含量較高的白飯（白米）、麵包或麵類這類主食的攝取量減少1～2成。要特別注意的是，過於偏激的戒醣會造成反效果。

2　攝取蛋白質

減少攝取的主食可利用肉類、魚類、雞蛋、乳製品、大豆製品這類富含蛋白質的食品補足。由於蛋白質可維持肌肉量，所以最好攝取足夠的份量。

3　攝取膳食纖維

建議多吃蔬菜（芋薯類除外）、海藻、菇類這類醣質含量不高的食材。若是在攝取醣質之前吃這些食材，可減緩血糖值的上升速度，也就不容易形成內臟脂肪。

4　少吃甜點與水果

愛吃點心、甜點或水果的人，最好戒掉這個習慣。雖然不是絕對不能吃，但最好把這些東西當成犒賞自己的禮物，盡量控制在1週吃1次的頻率就好。

5　正常吃三餐

有些人會為了減肥而少吃一餐，但其實這種飲食習慣很糟糕，會因此產生強烈的空腹感，導致得靠暴飲暴食來滿足，甚至還會讓醣質吸收更快進而變胖。

太晚吃飯容易變胖的理由

一般認為，太晚吃飯會容易變胖。由於早餐與午餐都是落在身體進入活動模式的時段（69頁），所以在這兩餐攝取的熱量也很容易消耗，但晚餐就不是這樣了。晚餐越晚吃，就越沒機會消耗攝取的熱量，內臟脂肪也就越容易形成。

此外，幾乎所有的生物都有所謂的生理時鐘（時鐘基因），我們之所以能在早上醒來，以及在晚上想睡覺，都是拜時鐘基因所賜。

時鐘基因之一的BMAL1具有加速中性脂肪、內臟脂肪或脂肪肝形成的效果。

而BMAL1會於晚上10點到凌晨2點這段時間大量分泌，如果在這個時段吃東西，就會特別容易囤積脂肪。

若從這個時間往回推，晚餐最晚要在7點之前吃完。

如果因為上班而很難做到這點，則建議大家在晚上7點前，簡單吃點東西，回家之後再稍微吃點東西，把晚餐分成2次，此時要注意的是2次的醣質攝取加起來不能超過1次的量。

深夜吃東西容易變胖是有理由的

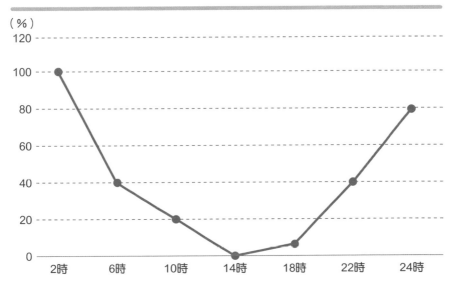

＊出處：榛葉繁紀（日本大學藥學部教授）監修《太らない時間に食べる！体内時計ダイエット》（MAGAZINE HOUSE）

上圖是調查時鐘基因BMAL1（囤積脂肪蛋白質）於脂肪組織之中的變化量圖表。這張圖表將分泌量最高的時段，也就是最容易變胖的凌晨2點設定為100。而這就是晚餐該在晚上7點之前吃完的根據。

不會變胖的用餐時段

早餐　6～7點

午餐　12～14點

晚餐　17～19點 為最佳（最晚不要超過晚上9點）

重點在於早餐與午餐、午餐與晚餐不要隔太久。肚子太餓會導致在下一餐的時候，加速吸收營養、更加容易變胖。

以5：3：2的比例攝取3大營養素

碳水化合物、蛋白質與脂質合稱3大營養素。我們該以何種比例攝取這3大營養素比較好呢？

根據日本厚生勞動省與農林水產省製作的「飲食均衡指南」換算，以「碳水化合物6：蛋白質2：脂質2」的比例攝取3大營養素最為均衡，但這麼一來，醣質的攝取量就偏高。

飲食均衡指南固然是根據日本人的飲食習慣所製作，但想要減少內臟脂肪或改善脂肪肝的問題，就應該稍微減少碳水化合物的比例，改成「碳水化合物5：蛋白質3：脂肪2」的比例較為恰當。

稍微減少含有醣質與膳食纖維的碳水化合物，等於稍微減少醣質的攝取量。

減少的醣質可改以蛋白質補足。

由於蛋白質是製造肌肉所需的原料，若是攝取不足，不論再怎麼運動也無法使肌肉量增加。

一旦肌肉增加，脂肪就會加速燃燒，所以千萬不要減少蛋白質的攝取量。

該如何調整營養素的攝取比例？

傳統的平均比例為……

醣質（碳水化合物）		蛋白質		脂質
6	：	2	：	2

轉換為理想的比例……

理想的比例

醣質（碳水化合物）		蛋白質		脂質
5	：	3	：	2

調整至理想比例的訣竅是

1 讓白飯、麵包或是麵類這類碳水化合物的比例減少1～2成。

2 利用肉類、魚類、雞蛋或是其他的蛋白質補充減少的碳水化合物。

3 脂質是重要的營養素，所以不需調整。

在追求戒醣的減重方式蔚為風潮時，的確有人完全不攝取碳水化合物，但醣質也是必要的營養素，所以攝取量絕對不能低於5成。

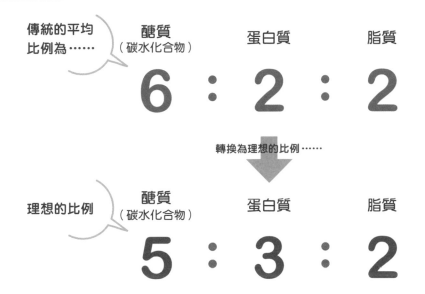

吃飯時先從肉類開始食用

曾有一段時間，很流行「先吃蔬菜」的減重方式，也就是吃飯時先吃蔬菜，接著再攝取白飯的醣質，飯後血糖值就不會像是先吃白飯的時候，上升得那麼快，也能避免脂肪囤積。

飯後血糖值之所以不會快速上升，全是因為蔬菜所富含的膳食纖維能夠減緩醣質的吸收。

不過，若先吃蔬菜的話，就會飽得吃不下其他東西，也無法攝取必需量的蛋白質，所以我反而推薦先吃肉。

先吃肉也就是以攝取蛋白質為主的意思，換句話說，請大家從主菜開始吃，也就是先吃肉、魚或是雞蛋，攝取足夠的蛋白質。由於蛋白質不會讓飯後血醣質上升，所以多吃也不用擔心。

接著再吃富含膳食纖維的蔬菜，如此一來，達到飽足感後便能自然而然減少白飯等的醣質的攝取量。

以肉類（蛋白質）優先的飲食方式

1 先從主菜開始吃

一開始先吃魚或是雞蛋也可以

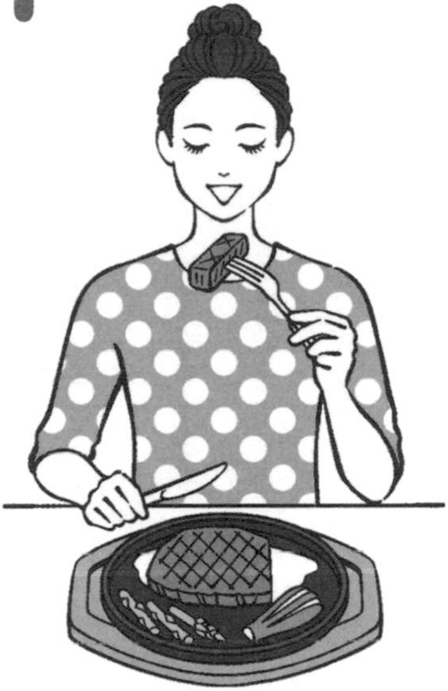

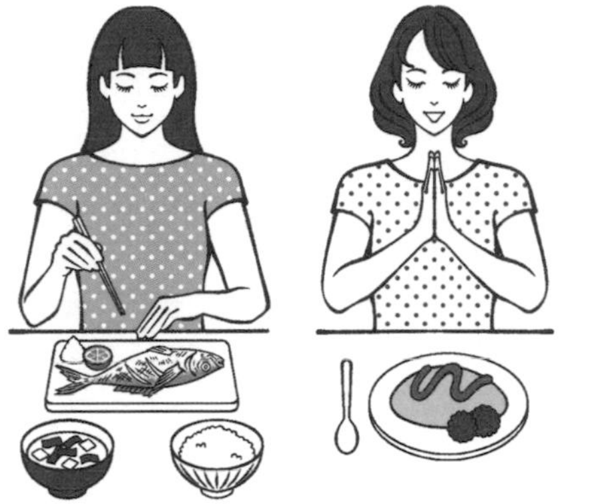

「從肉類先吃」的目的在於先攝取足夠的蛋白質，因為蛋白質不會讓血糖值上升。當然也可以先吃魚或是雞蛋。每日最低需求的蛋白質量請參考55頁。

2 接著吃蔬菜

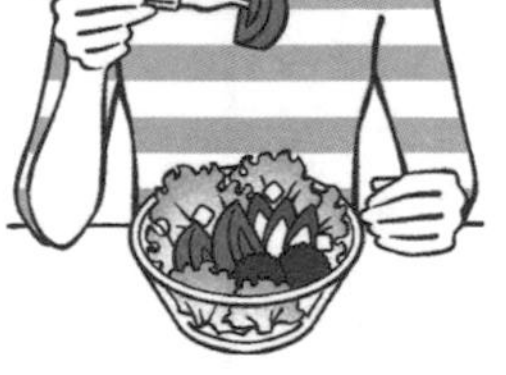

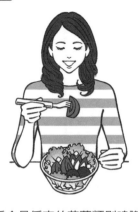

醣質含量偏高的芋薯類則建議少吃（請參考87頁）。

3 白飯或麵包最後吃

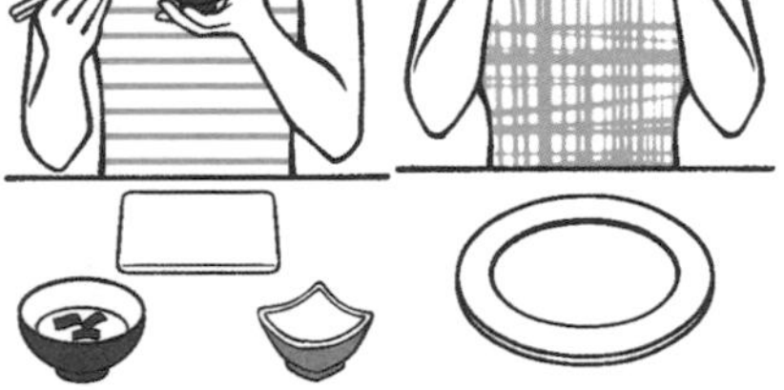

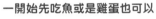

遵守「稍微戒醣」的原則（請參考73頁），讓白飯或麵包的份量減少1～2成。

可可含量越高的巧克力越能燃燒脂肪

如果三餐老是在外，沒辦法攝取足夠的蔬菜，可試著先吃巧克力。

不過，這裡說的巧克力僅限於可可含量大於等於70%的巧克力。可可含量較高的巧克力又稱為黑巧克力，是帶有苦味的巧克力。可可擁有豐富的膳食纖維，所以先吃這類巧克力可避免飯後血糖值上升。

此外，可可含量較高的巧克力也含有大量的可可多酚，能加速脂肪燃燒。

國外的研究指出，吃了可可含量較高的巧克力之後，血糖值會如81頁的圖表所示，上升的速度明顯趨緩，所以應該能減少脂肪。

因此我建議內臟脂肪較多的人或是脂肪肝的患者吃可可含量較高的巧克力。

由於可可多酚無法於體內累積，所以三餐飯前可以吃1片（5g），或是在上午、下午的零食時間各吃1片。

此外，可可多酚也有降血壓的效果，所以也很適合高血壓的人食用。

可可含量較高的巧克力可降低血糖

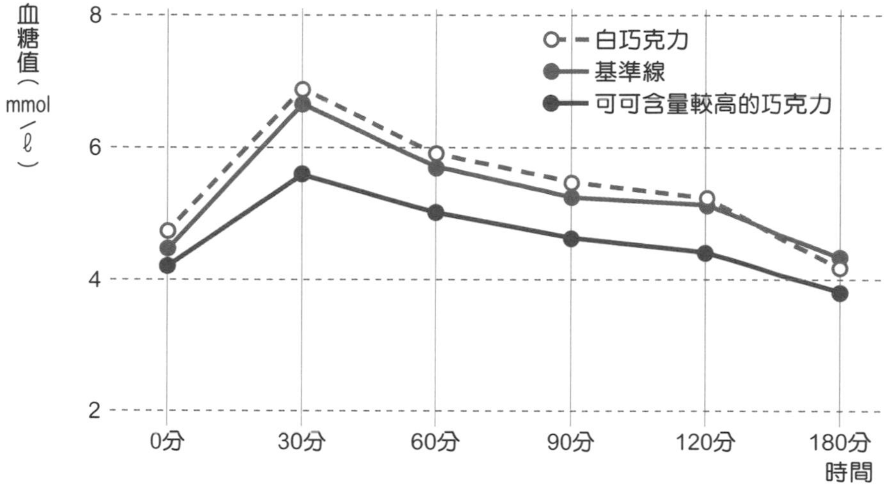

＊mmol/ℓ（毫摩爾／升）是歐美的血糖值單位。乘上18倍就是常見的mg／dℓ（毫克／分升）的單位。

可可含量較高的巧克力可降低血壓

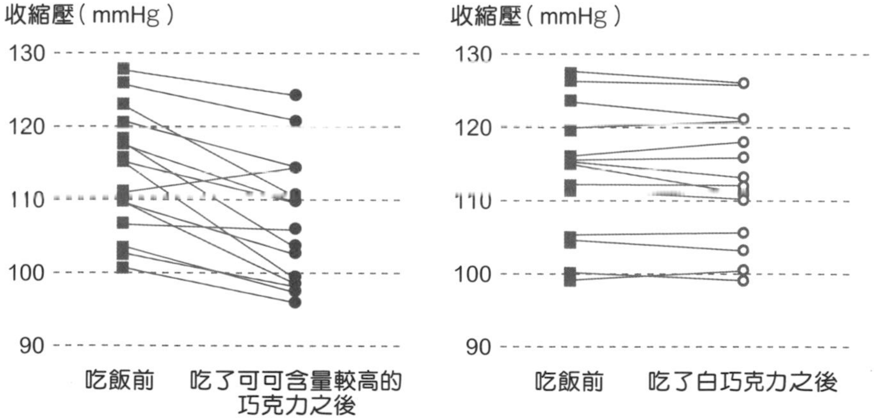

＊此處只列出收縮壓（最高血壓）。原始論文中還列出了舒張壓（最低血壓）的圖表，同樣可以證明可可含量較高的巧克力比白巧克力更能降低血壓。

＊2張圖表都是節錄自從Grassi D.et al.（2005）, Am.j.Clin.Nutrit. 81 : 611-614的論文。

海藻、菇類、納豆也含有大量的膳食纖維

蔬菜的膳食纖維固然豐富，但其實還有其他食品也含有大量的膳食纖維，例如海藻、菇類與納豆等等。

目前已知的是，海藻黏液成分的水溶性膳食纖維可包住醣質，減緩飯後血糖值上升的速度。

此外，菇類的膳食纖維可調整腸道環境與提升免疫力。

腸道的細菌大致分成好菌與壞菌這2種，而菇類的膳食纖維能打造適合好菌居住的腸道環境。

一旦腸道環境變好，異位脂肪之一的脂包肌就不易形成，脂肪也會變得更容易燃燒（44頁）。

納豆除了含有大量的膳食纖維之外，也是很棒的發酵食品。一般認為，納豆發酵的納豆菌也能調整腸道環境。

建議大家將海藻做成醬菜，菇類則可以採用熱炒的方式炒熱，或是放進味噌湯當配料，納豆則可以搭配蛋黃一起吃，補充足夠的蛋白質。除了蔬菜之外，推薦大家把上述這些食材當成配菜享用。

除了蔬菜之外，從海藻、菇類與納豆攝取足夠的膳食纖維

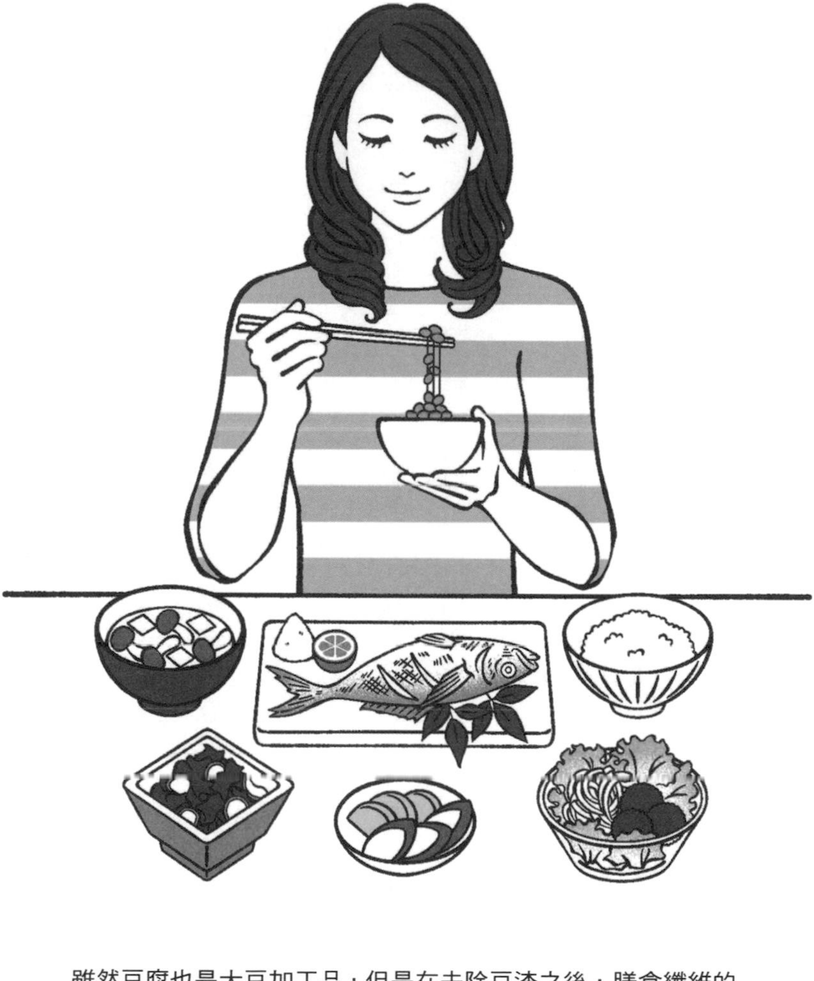

雖然豆腐也是大豆加工品，但是在去除豆渣之後，膳食纖維的含量就變少了。海藻可做成海帶芽或是海蘊這類醃漬食物，1天吃1道這類配菜。菇類煮熟後會溶出膳食纖維，很適合當成味噌湯的湯料食用。

在餐前、用餐時喝綠茶有助減脂

綠茶的苦澀成分為多酚之一的兒茶素（茶多酚），具有減少脂肪的效果，所以建議在用餐時飲用。

從85頁的圖表可以知道兒茶素除了能有效去除內臟脂肪之外，甚至連棘手的皮下脂肪都能去除。

目前已知的是，一邊運動，一邊攝取兒茶素還能加速脂肪燃燒。

此外，兒茶素與膳食纖維一樣，都很適合在餐前攝取，抑制飯後血糖值上升。所以，除了餐前喝1杯綠茶之外，如果是先從肉類開始吃，也可以在吃最後的主食（醣質）之前，再喝1杯綠茶。

兒茶素很容易在高溫的時候萃出，所以請利用熱水沖煮綠茶。雖然這種煮法會煮出苦澀的綠茶，卻能進一步提升兒茶素的燃脂效果。

此外，也可以透過市售的瓶裝茶攝取兒茶素。最近市面上也有兒茶素含量極高的瓶裝茶，建議各位在吃便當的時候搭配這類茶飲。

兒茶素可讓內臟脂肪與皮下脂肪減少

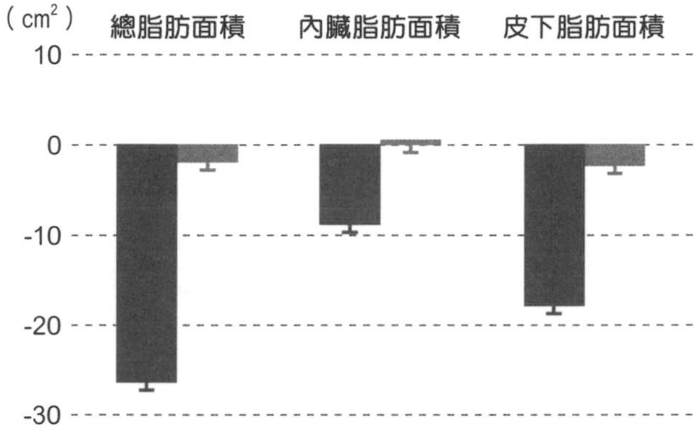

這是將43名男性（平均年齡42.1歲）與37位女性（平均年齡54.8歲）隨機分成2群，請受試者每天喝1瓶含有兒茶素的瓶裝茶，連續喝12週所得到的結果。■為兒茶素組（飲用每340mℓ含有588mg兒茶素的組別），■為對照組（飲用含有126mg兒茶素的組別）。

在運動時攝取兒茶素可加速脂肪燃燒

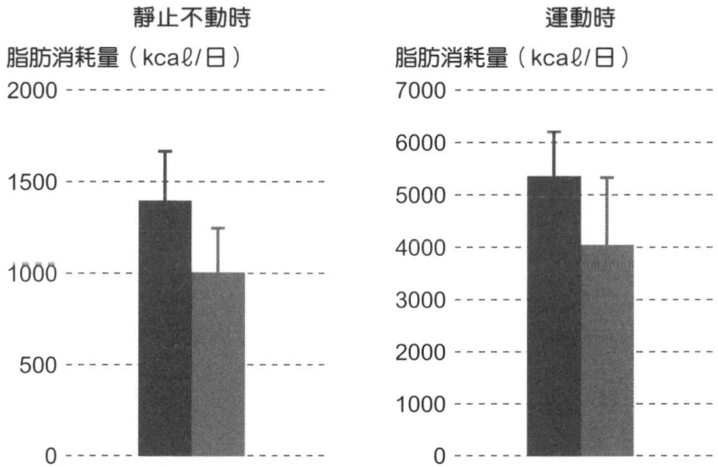

這是將14名有點肥胖的健康男性依照有無攝取兒茶素分成2組後，連續測試2個月的結果。■為兒茶素組，■為對照組。這個實驗要求2組的受試者每週3次，在跑步機上面以時速5公里的速度跑30分鐘。

＊這2張圖表都是節錄自大崎紀子《脂肪代謝を高める茶カテキン》生物工學　第95卷　第9號　P533-535（2017）。

建議多吃的蔬菜與最好少吃的蔬菜

蔬菜內蘊含豐富大量的膳食纖維、礦物質與其他的必需營養素（維持生命所需要的營養素）。

就大部分的蔬菜而言，醣質的含量都不高，所以用餐時，除了先吃肉（78頁），也建議多吃蔬菜，如此一來，後面的主食（醣質）就不用吃太多。

不過要特別注意的是，有些蔬菜的醣質含量特別高。

最具代表類的莫過於芋薯類蔬菜。比方說，每100g的地瓜就有29・9g的醣質，而每100g的馬鈴薯也有14・6g的醣質。

雖然芋艿或山藥沒出現在87頁之中，但這類芋薯類的食材通常含有較多的醣質。

除了上述這些食材，南瓜、玉米、蓮藕也都是含有較多醣質的食材，所以想減脂的人最好少吃為妙。

此外，牛蒡、胡蘿蔔、洋蔥、蕃茄也是醣質含量略高的蔬菜，吃太多一樣會攝取過多的醣質，所以建議大家用來替料理配色，不然就是每次煮少量就好。

醣質含量較高的蔬菜 盡可能少吃

蔬菜	每100g所含的醣質	蔬菜	每100g所含的醣質
地瓜	29.9g	南瓜	17.2g
玉米	15.5g	馬鈴薯	14.6g
蓮藕	13.8g		

＊以上皆為加熱之後（蒸、水煮）的數據。

醣質含量略多的蔬菜 適量攝取就好

蔬菜	每100g所含的醣質	蔬菜	每100g所含的醣質
牛蒡	7.6g	胡蘿蔔	6.5g
洋蔥	5.6g	蕃茄	3.7g

＊牛蒡與洋蔥都是汆燙之後的數據。

醣質含量較低的蔬菜 可以多吃

蔬菜	每100g所含的醣質	蔬菜	每100g所含的醣質
白蘿蔔	2.9g	青椒	2.8g
高麗菜	2.6g	小黃瓜	1.9g
白菜	1.5g	綠花椰菜	0.9g
菠菜	0.4g		

＊除了青椒與小黃瓜之外，
都是汆燙之後的醣質含量。

＊醣質含量以日本食品標準成分表2020（八訂）為標準。

每天喝2大匙醋幫助減少內臟脂肪

醋具有減脂的效果，非常推薦在煮飯的時候食用。

在醋的成分之中，有減脂效果的是醋酸。這種成分除了能減緩脂肪合成速度，還能促進脂肪燃燒。

許多人似乎都知道醋的這種功效，也有「建議1天喝1大匙醋」的這種說法。不過，就89頁的研究指出，比起1天喝1大匙（15ml）醋，喝2大匙（30ml）更能有效減少內臟脂肪。

或許有些人會覺得2大匙醋有點多，但其實只要將醋漬物當成配菜，就能攝取足夠量。

此外，有些人會習慣在中式料理加醋，這種調味也比想像中來得美味，很推薦大家試試看。

另一種方法則是加水稀釋再喝。有些人會為了更順口而加蜂蜜，但蜂蜜的主成分是會讓脂肪肝變得更嚴重的果糖（64頁）與葡萄糖，所以建議喝醋的時候，不要再另外添加甜味。

2大匙的醋
可大幅減少內臟脂肪

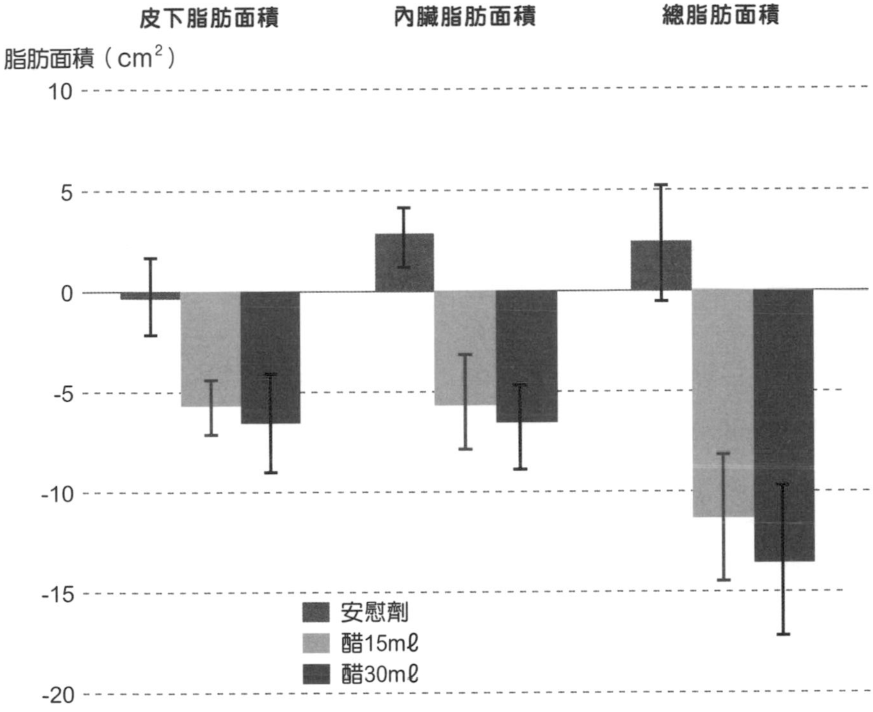

安慰劑組是指沒喝醋的組別。上圖是3個組別在12週之後的結果。可以發現，在這12週之內喝醋的兩個組別，內臟脂肪面積都減少了許多，達到了顯著的效果，體重、身體質量指數（BMI）、腰圍、中性脂肪也比安慰劑組更低。15mℓ等於1大匙的量，所以建議1天喝2大匙的醋。

＊Vinegar Intake Reduces Body Weight, Body Fat Mass, and Serum Triglyceride Levels in Obese Japanese Subjects
Bioscience, Biotechnology, and Biochemistry Volume 73, 2009 - Issue 8
Pages 1837 - 1843 Received 02 Apr 2009, Accepted 20 Apr 2009, Published online: 22 May 2014所刊載的圖表。

早上吃鯖魚罐頭有助於延緩脂肪形成

鯖魚罐頭是經濟實惠又容易長期保存的食材，而且蛋白質含量也很高，每罐（190g）的鯖魚罐頭約含27g的蛋白質（視廠商而定）。

此外，魚類含有促進大腦機能的DHA（二十二碳六烯酸）與能夠減少中性脂肪的EPA（二十碳五烯酸），而鯖魚罐頭當然也含有大量的DHA與EPA。

91頁的圖表是使用魚油進行的研究，從圖中可以發現，魚油可有效減少血液與肝臟之中的中性脂肪。肝臟之中的中性脂肪減少意味著脂肪肝得以改善。

這項研究的另1項重點在於早上攝取魚油，比下午攝取魚油更能減少中性脂肪。

換句話說，在早上的時候吃鯖魚罐頭效果更顯著。

大部分的人都沒有時間慢慢吃早餐，因此早餐越簡單越好。拿鯖魚罐頭當早餐的話，只要打開就能食用，而且還能幫助補充早餐所需的蛋白質。

早上攝取魚油更能有效減少脂肪

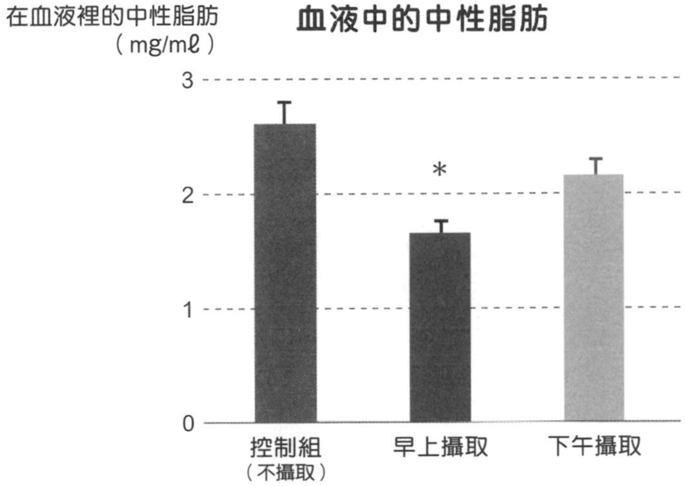

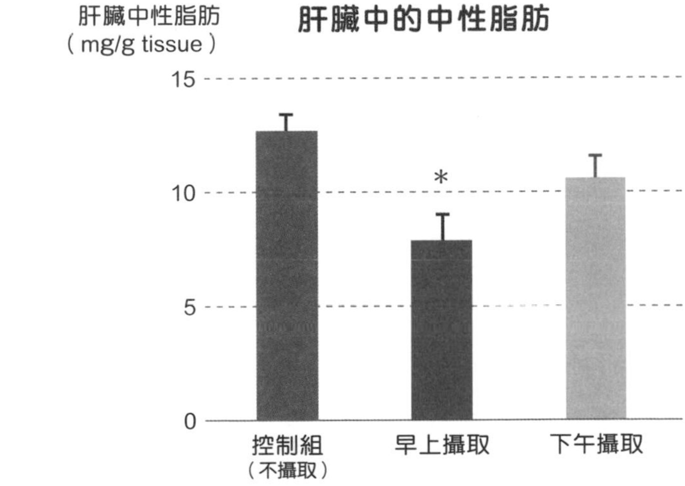

這是讓白老鼠攝取魚油，確認血液與肝臟之中的中性脂肪減少比例的實驗。不管是血液還是肝臟之中的中性脂肪，都是標記「*」號早上攝取的組別減少較多。

*節錄自「從這項利用白老鼠進行的實驗得知，在不同的時段攝取魚油，將影響脂質代謝的效率－在早上攝取DHA或EPA較為有效」國立研究開發法人產業技術綜合研究所、發表 刊載日期2016／11／01。

不細嚼慢嚥，就無法減少脂肪

詢問糖尿病患者或脂肪肝患者的飲食習慣之後，幾乎沒有例外，每位都有吃飯吃很快的習慣，不少人5分鐘就吃完一餐。問喜歡吃咖哩飯的患者「為什麼要吃那麼快？」常常得到的答覆卻是「醫師，咖哩是飲料啊」。

之所以建議大家吃慢一點，是因為吃太快不僅無法完整吸收營養，還很有可能吃太多。最理想的用餐時間大於是20分鐘。

當大腦中樞收到來自瘦蛋白這種荷爾蒙的刺激之後，我們的食慾就會下降，但是開始進食之後，得等上20分鐘，血液中瘦蛋白的濃度才會上升。說得簡單一點，就是用餐不滿20分鐘，不會有吃飽的感覺，所以再多都能吃得下。

逼自己細嚼慢嚥的訣竅就是每吃1口，就放下筷子1次。每放下1次筷子，就要求自己咀嚼30次，然後再拿起筷子。

如果怎麼樣都改不掉吃太快的壞習慣，不妨邊看電視邊吃飯，只是有些人覺得這也是種壞習慣，所以大家不妨找找看，能夠讓自己細嚼慢嚥的方法。

細嚼慢嚥的訣竅

1　吃1口之後，放下筷子

養成放下筷子慢慢吃的習慣。

2　每一口咀嚼30次

細嚼慢嚥除了可逼自己慢慢吃，還能完整吸收營養（請參考95頁）。

3　每一餐至少吃20分鐘以上

20分鐘之後才會開始有吃飽的感覺，可因此預防自己吃太多。

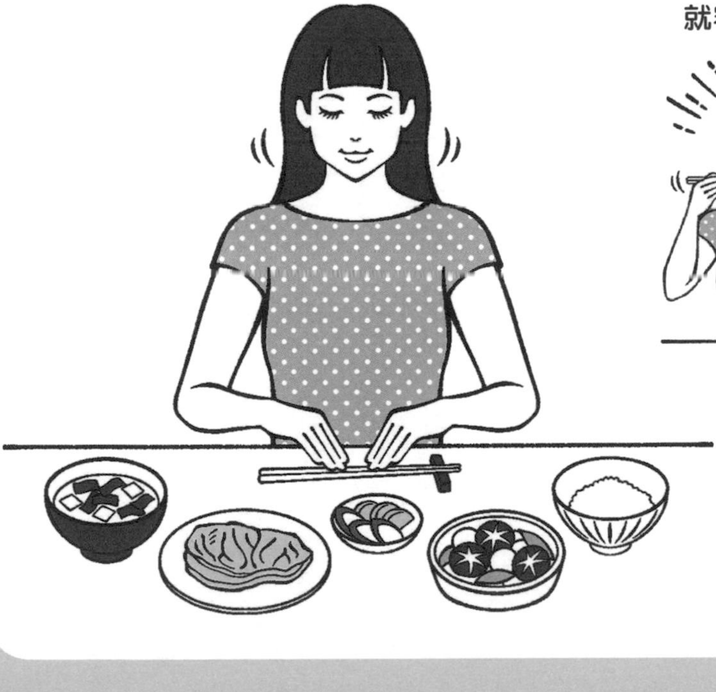

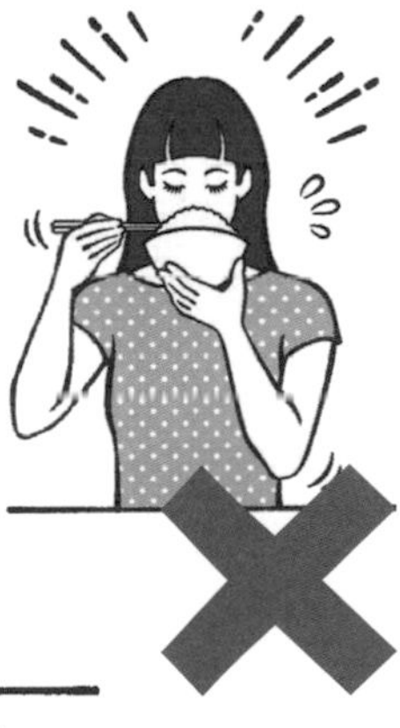

不足的蛋白質可利用高蛋白補充

如果不細嚼慢嚥，就會因含有消化酵素的唾液不會分泌，導致無法充份吸收蛋白質（51頁）。

以體重60kg的人為例，每天至少要吃300g（55頁）的肉才能攝取足夠的蛋白質，但如果吃得太快，還是有可能無法吸收足夠的量。

在此建議大家吃慢一點，細嚼慢嚥享受肉的原汁，也會覺得比較好吃。

如果擔心自己的食量太小，無法攝取足夠的蛋白質，可試著在超市或超商購買果凍狀的高蛋白（蛋白質）飲料。如果是一直無法拉高白蛋白（54頁）的患者也很適合利用這種飲料來補充蛋白質。

利用這種飲料補充蛋白質的時候，千萬不要一口氣全喝完，而是要一點一點慢慢喝，才能更完整地吸收。

此外，也可利用高蛋白棒來補充蛋白質，市面上有順口的巧克力等口味可做選擇，但同樣要細嚼慢嚥。

不細嚼慢嚥
就無法吸收蛋白質

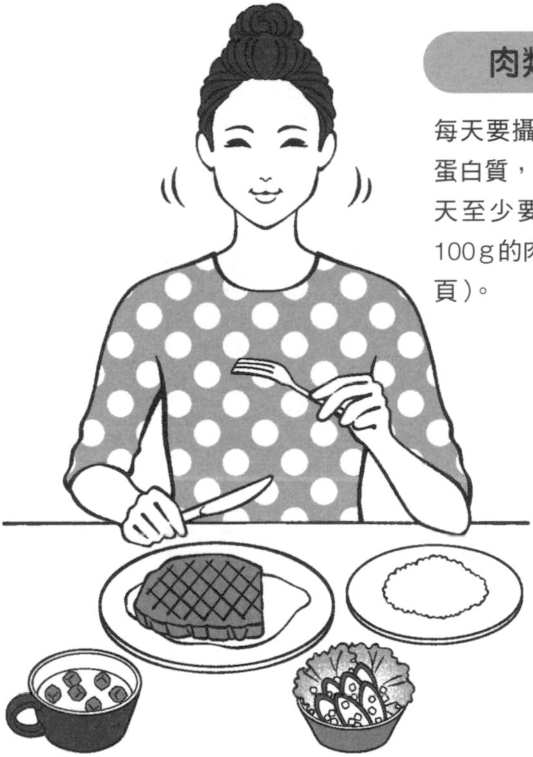

肉類更需要細嚼慢嚥

每天要攝取與體重（kg）相同克數的蛋白質，比方說，體重60kg的人，每天至少要攝取60g的蛋白質。而每100g的肉大概含有20g的蛋白質（55頁）。

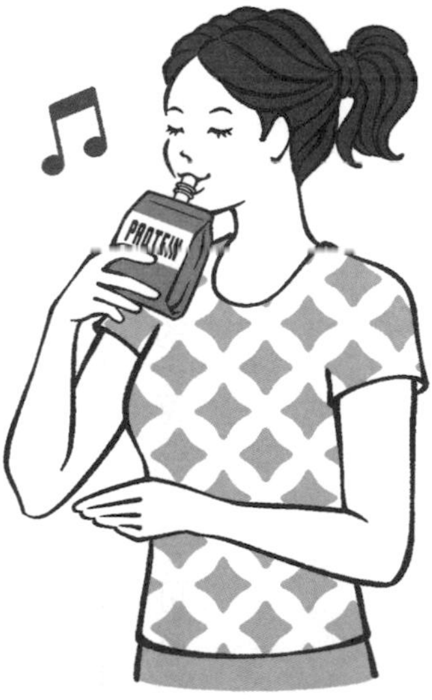

高蛋白飲也要一點一點慢慢喝

蛋白質攝取不足的人可利用市面上的高蛋白飲（營養補充品）來補充蛋白質。雖然果凍狀的高蛋白飲很順口，可以一口氣就喝完，但慢慢喝才能完整吸收蛋白質，所以建議大家喝慢點，讓飲料與唾液完全混合。

吃蛋就吃溫泉蛋，不要吃生蛋

利用雞蛋補充蛋白質也是不錯的選擇。每顆雞蛋的蛋白質約為10g（55頁，視雞蛋的大小而定）。如果煎2顆荷包蛋，大概就能攝取20g的蛋白質。

早期認為吃雞蛋會增加膽固醇，所以建議血脂異常的患者少吃。

但現在這種說法已被完全推翻，吃雞蛋並不會導致膽固醇增加。

若要透過雞蛋補充蛋白質，不太建議生吃，最好是加熱再吃，因為會更容易吸收，尤其生蛋拌飯會讓人攝取過多的醣質，也容易吃太快，所以想要減少內臟脂肪的人，最好不要這樣吃。

水煮蛋可以1次煮一堆，之後再慢慢吃，所以很適合在少1樣菜的時候端上餐桌，也很適合當零食吃。能幫助我們充份攝取蛋白質的水煮蛋可說是最理想的點心選擇。

不過，蛋白質吸收率最高的雞蛋就是蛋黃半熟，蛋白呈現半凝固狀態的溫泉蛋。所以如果有時間的話，建議大家可以煮成溫泉蛋再吃。

雞蛋是富含優質蛋白質的食品

雞蛋不會讓膽固醇增加

曾有一段時間認為雞蛋會讓膽固醇增加，但這個說法已被完全推翻。每顆雞蛋的蛋白質含量約為10g，建議大家積極攝取。

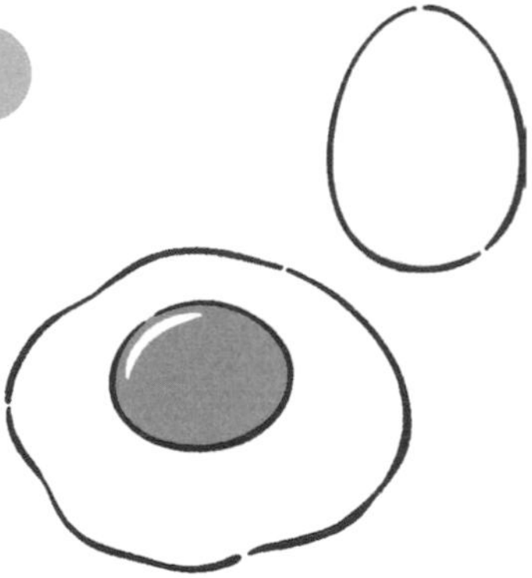

推薦的食用方式

溫泉蛋 煮成溫泉蛋之後，蛋白質的吸收率最高。

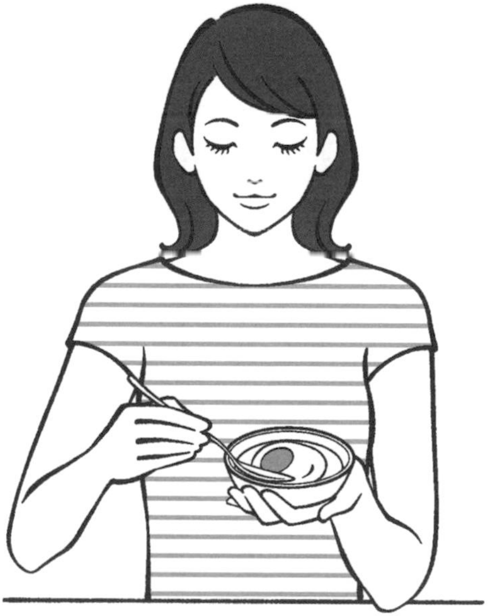

不推薦的食用方式

生蛋拌飯

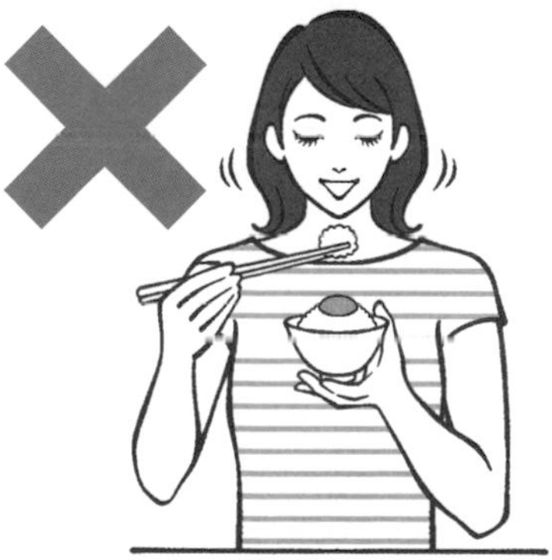

生蛋不利蛋白質吸收，尤其打在白飯上，會使我們不小心吃太多白飯，攝取過多的醣質。

誤以為健康的飲食習慣反而會造成肥胖

許多人以為輕食的卡路里不高，可幫助減肥。

比方說，有些人會去超商買飯糰、三明治當正餐，或是去蕎麥麵店吃蕎麥冷麵。

我在本書提到，要減肥的話，減醣比減少熱量更重要，我想那些選擇輕食的人，應該是把重點放在熱量吧。

飯糰與三明治的醣質都很高，蕎麥冷麵除了醣質含量很高之外，還很容易吃太快。一旦飲食以攝取醣質為主，往往就無法攝取足夠的蛋白質。

此外，想要減少內臟脂肪的人，也應該少攝取蔬菜汁或蜂蜜等，這類看似養生的食品。

像其實蕃茄的醣質偏高（87頁），所以常喝以蕃茄為主的蔬菜汁，可能就會攝取過多的醣質。

或是有些人以為蜂蜜比砂糖健康，但就如前面所介紹的，蜂蜜的果糖比砂糖更容易被吸收，因此增加中性脂肪使脂肪肝的機率增加，所以盡量不要把蜂蜜當成甜味劑使用。

常吃輕食比想像中更容易變胖

飯糰

每顆飯糰大概含有30～50g的醣質，吃2顆飯糰等於攝取了100g的醣質。女性每日醣質攝取建議量為200g，所以等於一餐就攝取了一半的醣質。此外，若是只吃飯糰果腹，就無法攝取足夠的蛋白質，導致肌肉量也會跟著一起減少。

三明治

超商三明治的醣質約為20～70g。雖然雞蛋三明治或火腿三明治都含有蛋白質，但是吃2個三明治的話，反而會攝取過多的醣質。若真的很想吃三明治，建議吃1個就好。

蕎麥麵

蕎麥麵是經典的日式速食，每1人份約含有45～60g的醣質，而且一不小心就會吃很快，所以不太推薦。蕎麥冷麵不含蛋白質，所以真的想吃蕎麥冷麵的話，建議選擇天婦羅蕎麥麵，然後先吃天婦羅再吃蕎麥麵。

蔬菜汁

許多人為了攝取足夠的蔬菜而選擇蔬菜汁，但市面上的蔬菜汁多以蕃茄為基底，所以每瓶都含有約20～30g的醣質。如果真的很想喝蔬菜汁，建議選擇每瓶醣質含量低於10g的蔬菜汁。

蜂蜜

許多人都以為蜂蜜很養生，但其實每1大匙就有15～20g的醣質，而且還含有果糖。我們通常會在鬆餅或水果這類醣質含量很高的食品上淋蜂蜜，但這種吃法實在不太推薦，尤其水果含有讓人快速變胖的果糖（64頁），與蜂蜜搭配可說是最糟糕的組合。

＊醣質的標準參考了栗原毅監修的《眠れなくなるほど面白い図解　内臓脂肪の話》（日本文藝社）。

吃外食或是超商食物也能瘦得下來！

是不是有人覺得吃外食或超商食物瘦不下來呢？其實根本沒有這回事。

飲食的基本原則就是稍微減醣與先吃肉（蛋白質），也要記得細嚼慢嚥。

要吃肉的話，牛排會比壽喜燒來得更好，因為壽喜燒通常會使用甜甜的醬汁或是利用砂糖調味，所以醣質的含量比想像中更高。如果是去日式餐廳，建議可以選擇炭燒的壽喜燒。

白飯或是麵包則放到最後再吃，也盡可能不要續碗。西式餐點的麵包若是最後沾著醬汁吃，就可以不用再續1份。

若打算以超商食物解決一餐，建議飯糰不要吃超過1個，然後要搭配雞肉沙拉或是其他含有蛋白質的食品，並且要從雞肉沙拉先吃，如果還有其他的蔬菜沙拉，則放在雞肉沙拉的後面，最後再吃飯糰。

超商便當的白飯通常很多，所以不要全吃完，剩下2～3成最為理想。吃配菜的時候，也先從含有蛋白質的配菜開始吃。

101頁整理了吃外食與超商便當的訣竅，還請大家多多參考。

吃外食或超商食品也能瘦得下來！

外食　利用義式料理減重的訣竅

- 先喝湯，讓自己喝飽，避免一下子吃太多。
- 若要喝酒的話，選擇醣質較低、澀味較明顯的紅酒。
- 麵包吃1個就好，如果店家問要不要再續，記得回絕。
- 餐後的咖啡與紅茶則不要加糖。

外食　利用日式料理減重的訣竅

- 如果主菜是魚，就不要選擇以砂糖或味醂調味的燉魚，而是選烤魚。如果主菜是肉類，則不要選擇甜甜的壽喜燒，而是選碳烤或是油煎的肉類。
- 副菜不要選擇以大量砂糖或味醂調味的燉煮類料理，而是較為清淡的汆燙類料理。芋薯類是不該吃的蔬菜，比方說，馬鈴薯燉肉就是最糟糕的菜色，因為除了以砂糖、味醂調味，還以芋薯類的食材為主。
- 白飯不要續碗，要以攝取蛋白質為優先。
- 基本上不要吃丼飯，因為丼飯的白飯太多，容易攝取過多的醣質，而且還與配菜一起吃，更容易讓我們吃太快。真的很想吃丼飯的話，建議1週吃1次就好，然後點小碗的或是乾脆留下2～3成的白飯。

利用超商食品減重的訣竅

- 飯糰不要超過1顆。
  便當的話，留下2～3成的白飯。
- 搭配雞肉沙拉或是滷蛋，以免蛋白質不足。
- 蔬菜沙拉不要選擇醣質含量偏高的馬鈴薯沙拉。
  建議選擇生菜沙拉。
- 基本上不要吃麵類，真的很想吃麵的話，1週吃1次就好。

邊喝酒邊吃飯也不會變胖的訣竅

聚餐時不妨試試不會變胖的喝酒訣竅。

第1個訣竅就是選對酒。雖然啤酒很好喝，但啤酒是醣質含量偏高的醣造酒，可是忍著不喝又很痛苦，所以剛開始先喝1小杯就好，第2杯則以燒酎或是威士忌這類蒸餾酒為佳。

第2個訣竅是選對下酒菜。比方說，馬鈴薯沙拉是最能立刻端上桌的經典下酒菜，但馬鈴薯是醣質含量很高的蔬菜，所以盡量1口都不要碰。至於烤雞肉串的話，最好選擇鹽烤的，不要選擇醬烤的，因為醬汁的醣質也很高。

此外，也建議大家選擇含有蛋白質的下酒菜，例如涼拌豆腐、毛豆、高湯玉子燒、炸雞都是不錯的選擇。

如果要點火鍋的話，通常最後都會做成類似鹹粥的雜炊，但建議大家不要吃這類食物，當然也不要吃茶泡飯、烤飯糰等經典的收尾菜色。

如果遇到愛喝酒的患者，我不太會限制對方該喝多少酒，但凡事都有限度，建議淺嚐即止就好。

喝酒也不會變胖的訣竅

選對酒的種類

不含醣質的燒酎或是威士忌是不錯的選擇。由於這2種酒的酒精濃度都很高，所以燒酎建議以熱水稀釋再喝，威士忌則建議做成威士忌蘇打。此外，千萬不要喝加了果汁的沙瓦酒。如果很想喝啤酒的話，建議只喝1杯。要喝葡萄酒的話，選擇醣質含量較低、澀味較明顯的紅酒（67頁）。

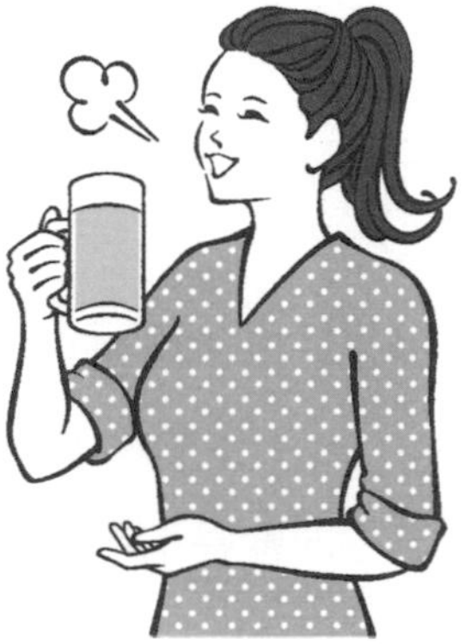

啤酒只喝最初的1杯

選擇蛋白質含量高的下酒菜

空腹飲酒會對胃造成負擔，所以建議邊吃小菜邊喝酒。至於下酒菜的部分，建議選擇植物性蛋白質含量較高的毛豆或是使用大量雞蛋製作的高湯玉子燒或是蛋包飯、炸雞。如果要吃烤雞肉串的話，則建議選擇鹽烤而不是醬烤。醣質含量較豆的馬鈴薯沙拉、炒麵或是大阪燒則是能免則免。

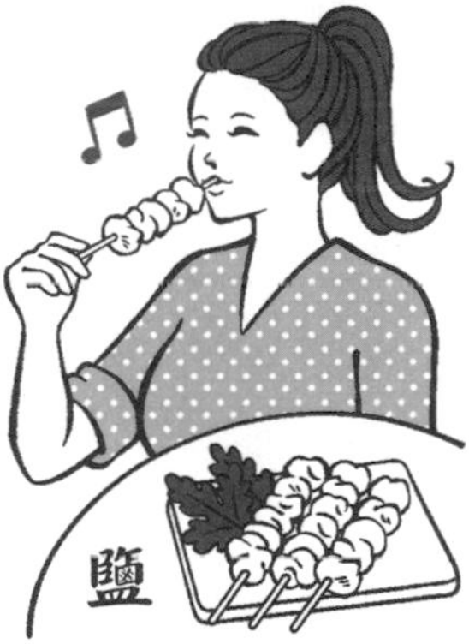

選擇鹽烤的烤雞肉串

不要吃結尾的菜色

在喝完酒之後，會讓人想吃個茶泡飯或烤飯糰結尾，但請大家務必忍耐，因為在喝酒的時候，已經吃了不少下酒菜，就算不吃最後結尾的菜色，也已經攝取了足夠的營養。當然也不要在走出店門之後，又跑去吃別的宵夜。

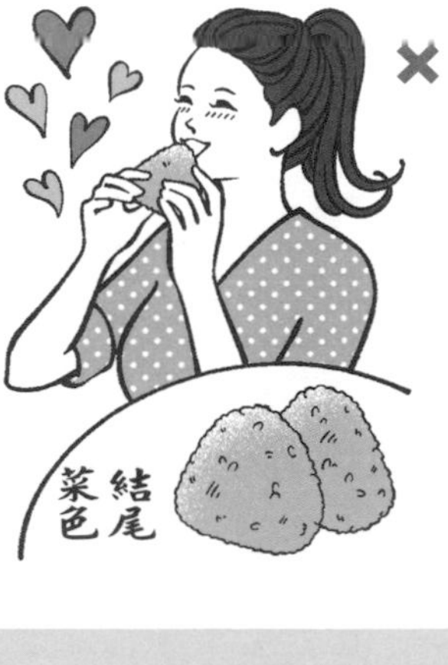

不要點結尾的菜色

專欄 4

好好品嘗優質的酒

酒量好不好與遺傳有關，父母親的酒量若是不錯，通常小孩的酒量也很好。如果只有爸爸或是媽媽的酒量不錯，通常只要喝一點酒，整個臉就會紅起來，如果爸媽都不太會喝酒，小孩的酒量通常也很差。

一喝酒就臉紅的人千萬不要喝太多酒，不然會對肝臟造成負擔，想要透過喝酒釋放壓力，卻可能會因此酒精中毒。

所以，建議那些一喝酒就臉紅，但又很喜歡喝酒的人選擇優質的酒。

以紅酒為例，可選擇醣質較低、澀味明顯又富含多酚的紅酒。如果愛喝燒酎的話，則不要選擇以果汁稀釋，無味無臭的甲類燒酎，而是選擇以熱水稀釋，能充份享受原味的正統燒酎。

雖說醣質含量較高的日本酒也不是絕對不能喝，但因為日本酒的酒精濃度比紅酒更高，所以最好只喝一合（180mℓ），選擇喜歡的酒器，一點一點慢慢地品嘗。

如前面的水果專欄（70頁）所述，重點在質不在量。由於品酒是種嗜好，推薦大家在財力許可的範圍之內品嘗優質的酒。

5章

讓小腹變得平坦的
椅子深蹲與Draw-in收腹運動

不運動就無法減少內臟脂肪

脂肪肝只要調整飲食習慣就能改善，但是內臟脂肪或是皮下脂肪則得靠運動才能減少。

不過，肥胖的人通常不愛運動。我當然也會建議患者運動，但真的願意運動的只有少數人。不過大家不用太擔心，接著來為大家介紹一些誰都能持之以恆的運動。

為了減少內臟脂肪或皮下脂肪而設計的運動有2種。

第1種是增加肌肉的運動，也就是重訓。我知道有很多患者討厭重訓，但為了增加肌肉，建議要試著重訓。只要肌肉增加，基礎代謝率就會上升，也就能打造不容易變胖的體質。

第2種是燃脂運動，又稱為有氧運動。慢跑是最具代表性的有氧運動，但常常會跑得氣喘吁吁對吧？這是因為我們在跑步的同時，需要吸取大量的氧氣。

正因為邊吸取氧氣邊跑步，內臟脂肪與皮下脂肪會在此時燃燒。養成有氧運動的習慣不僅能提升全身的耐力，還能打造不易變胖的體質。

減重運動分成2大種

燃燒脂肪運動

（有氧運動）

熱量來源為內臟脂肪
或皮下脂肪

一邊吸取氧氣，一邊運動，
可加速脂肪燃燒。

↓

能提升全身的耐力。

↓

可拉長運動的續航力。

↓

能打造容易變瘦的體質。

增加肌肉的運動

（重訓）

主要的熱量來源
為肝糖
（於肌肉大量儲存的糖）

肌肉增加後，
基礎代謝率也會跟著上升。

↓

能有效率地消耗熱量。

↓

就算運動也不太會疲勞。

↓

能打造不易變胖的體質。

試著測試自己的肌耐力

就算待在家裡的時間變長了，喜歡運動的人還是會在家裡重訓，而不運動的人則會呈現運動不足的狀態，因此也常聽到年輕人有肌肉不足、肌力下滑等問題。

所以在減少內臟脂肪之前，不妨先測試一下自己的肌耐力有多強。

第1步，先確定自己能否以單腳站起來。請大家依照109頁的圖試著做做看。重點不只是站起來，而是站起來之後，維持3秒不動。

由於左右腳的肌耐力可能不一樣，所以雙腳都要測測看。

如果雙腳都能站得起來，代表肌耐力還不錯。

如果1隻腳站得起來，另1隻站不起來，代表站不起來的那隻腳肌耐力不足，長期下來，原本站得起來的那隻腳最後可能也站不起來。

如果雙腳都站不起來的話，代表腳的肌耐力非常差。

建議不管是雙腳還是單腳站不起來的人，請立刻開始進行重訓。

測試耐力的單腳站

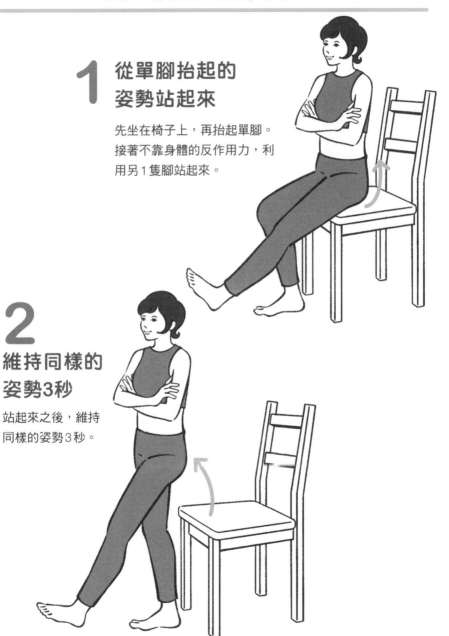

1 從單腳抬起的姿勢站起來

先坐在椅子上，再抬起單腳。接著不靠身體的反作用力，利用另1隻腳站起來。

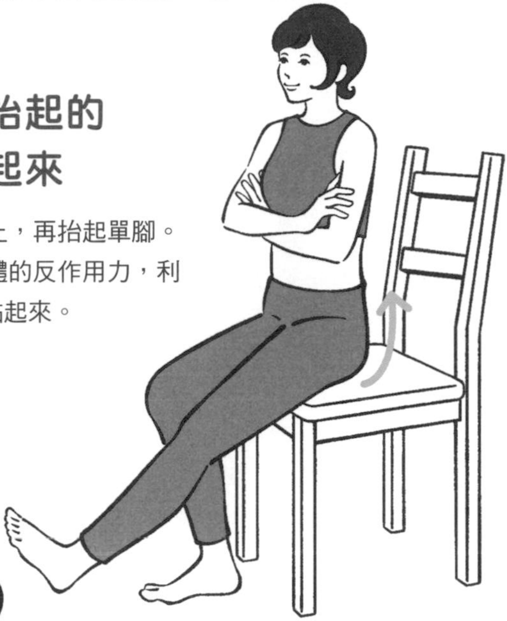

2 維持同樣的姿勢3秒

站起來之後，維持同樣的姿勢3秒。

鍛練大腿的肌肉能讓脂包肌的脂肪燃燒

不擅長運動的人往往一聽到「重訓」就嚇得半死，但要減少內臟脂肪，找回平坦的小腹卻只需要做2種重訓。

第1種是慢深蹲。這項運動不僅能有效率地增加肌肉，還能讓大腿的脂包肌（25頁）快速燃燒。

內臟脂肪型肥胖的人，大腿通常都會出現猶如霜降豬肉般的脂包肌。雖然脂包肌沒有血管，但是當大腿的肌肉無法吸收氧氣，附近的血管就會為了得到營養而往脂包肌的方向延伸。

如果開始練習慢深蹲，疲勞物質（乳酸）就會囤積於承受壓力的肌肉，而為了消除乳酸，身體會開始分泌生長荷爾蒙。

生長荷爾蒙是讓肌肉增加與燃燒脂肪所需的荷爾蒙。一旦生長荷爾蒙傳輸到脂包肌，脂包肌的脂肪就會開始燃燒。

建議大家參考111頁的說明練習標準的慢深蹲。我知道有些人可能做不到，我的患者中也有人覺得這種深蹲很痛苦，所以下一節也會介紹更簡單操作的運動方式給大家參考。

慢深蹲的原理

練習慢深蹲的方法

1 雙腳張開至差不多比肩膀微寬。

2 步驟1的姿勢開始，花5秒讓腰部慢慢往下，膝蓋慢慢彎曲，直到屁股與地板呈現平行為止（與一般的深蹲相同），此時盡可能不要讓膝蓋超過腳尖。

3 步驟2的姿勢開始，花5秒讓身體站直，膝蓋彎成約40度。

4 接著從膝蓋彎成40度的姿勢連續執行步驟2與步驟3，以5次算做完1組，建議每天可做2組。

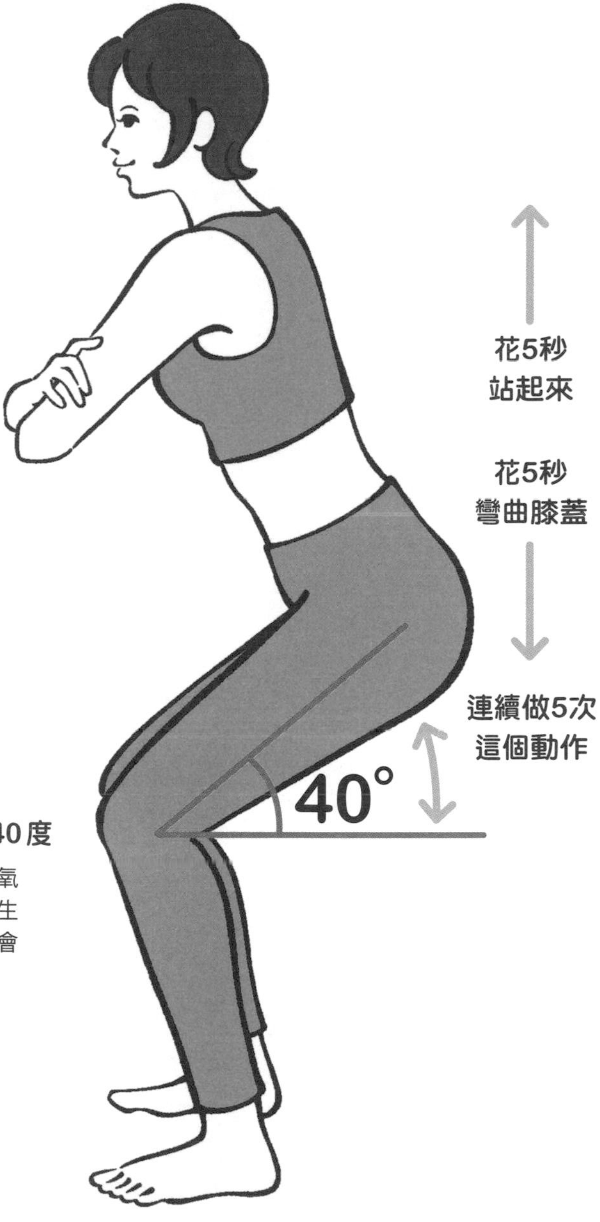

花5秒
站起來
花5秒
彎曲膝蓋
連續做5次
這個動作
40°

膝蓋的角度約40度

此時肌肉內部為無氧狀態，身體會分泌生長荷爾蒙，脂肪也會跟著燃燒。

能夠持之以恆的椅子深蹲法

有些患者跟我說，慢深蹲太難，實在做不了，所以在我幾經改良之後，總算發明了這項椅子深蹲。由於原理與慢深蹲一樣，所以一樣能增加大腿的肌肉，也能燃燒脂包肌的脂肪。

且最後1個步驟是坐回椅子，就算是肌耐力不足的人，也不用擔心跌倒或受傷。

這項運動的重點在於慢慢彎曲膝蓋。主要是在十分接近座面的位置維持姿勢10秒，但可能有些人連10秒都做不到，所以縮短成5秒或是3秒也沒關係，但還是盡量以10秒為目標。

每做5次算做完1組，不到3分鐘就能做完。其實許多患者都跟我說，椅子深蹲比較能夠持之以恆。

雖然這是年長者也能完成的運動，但是對於雙腳與腰部肌肉比較衰弱的人，建議準備一張有椅背的椅子，然後將手放在椅背上再運動，會比較安全。

建議1天做3組，忙碌的人則可1天做2組就好。請試著依照自己的生活型態實踐這項運動。

能夠
持之以恆的

椅子深蹲法

1組

維持10秒×5次

1天做3組

1 先坐在座面較淺的位置，再將雙腳張開至與肩同寬。接著雙手抱胸。

＊最好選擇座面低於膝蓋的椅子。

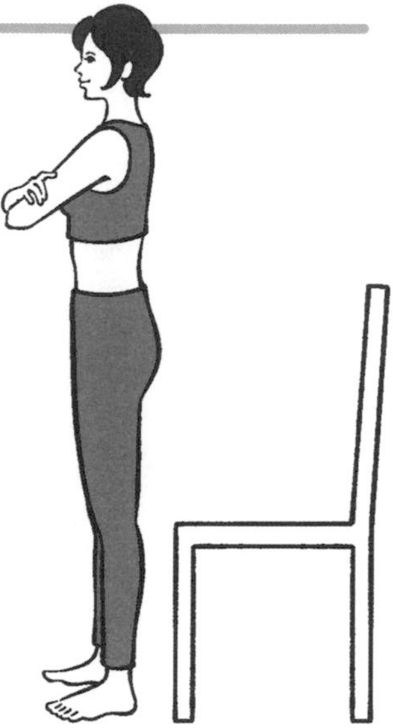

2 從步驟1的姿勢開始，將屁股往後推，同時讓膝蓋盡可能慢慢彎曲，直到大腿快要碰到座面為止。維持這個姿勢10秒。

＊彎曲膝蓋時，盡量不要讓膝蓋超出腳尖。不需要閉氣，正常呼吸就好。

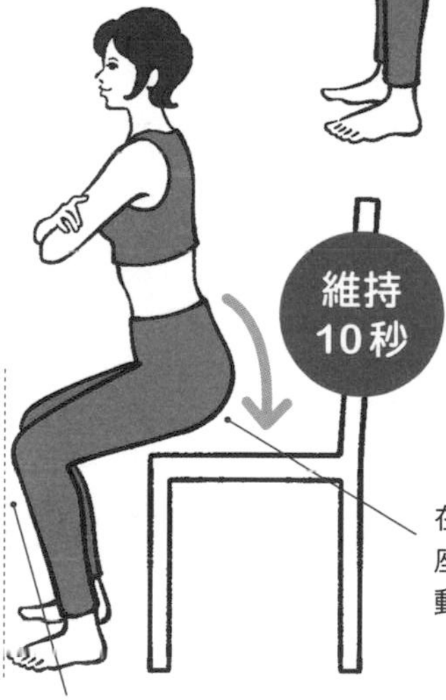
維持
10秒
在屁股快要碰到座面的時候停止動作。
盡可能不要讓膝蓋超出腳尖。

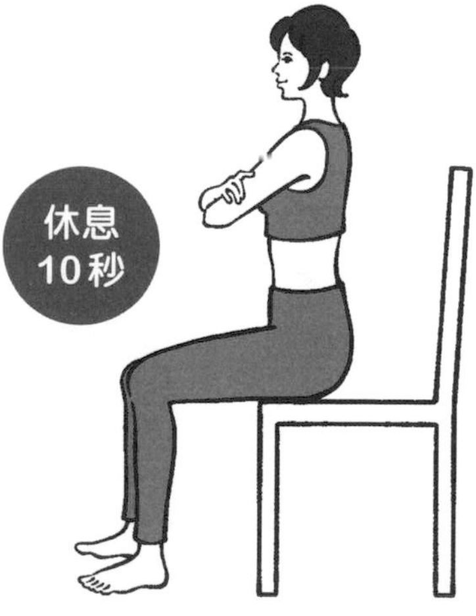
休息
10秒

3 維持相同的姿勢10秒後，坐在椅子上，放鬆雙腳，休息10秒。重覆1～3的步驟5次為1組，早晚可各做1組。

利用Draw-in收腹運動強化腹肌與背肌

如果只是想燃燒內臟脂肪，做做重訓或是椅子深蹲就夠了，但如果想要找回平坦的小腹，建議進行另1項重訓，就是Draw-in收腹運動。

不擅長運動的人一聽到2種重訓就會想要打退堂鼓，但是Draw-in收腹運動的優點在於隨時隨地都能施行，不需要特別撥時間練習。

只要長期練習此收腹運動，腹肌與背肌都會越來越強壯，但與其說收腹運動是為了提升肌耐力與燃燒脂肪的效率，不如說是為了矯正姿勢而練習。

小腹隆起的主要原因在於內臟脂肪與皮下脂肪增加，但是，內臟下垂也是原因之一。如第1章所述，當腹肌與背肌變弱，內臟往下掉，小腹就會跟著隆起（18頁）。而能解決這個問題的正是收腹運動。只要長期練習就能讓腹肌與背肌變得更強壯，也就能矯正駝背，讓姿態恢復正常，小腹自然就不會那麼突出。

收腹運動也能矯正姿勢

長期練習收腹運動之後……

▼

腹肌與背肌會變強。

↓

不再駝背，
姿勢也變得正確。

↓

內臟能夠留在
原本的位置，
小腹也會不那麼突出。

↓

長出肌肉後，
內臟脂肪的
燃燒速度會變快。

腹肌或背肌變弱的話……

▼

脊椎或內臟
無法留在正確的位置。

↓

脊椎會變彎，
也會導致駝背。

↓

內臟下垂，
小腹變得很突出。

↓

肌肉太少，
內臟脂肪也不易燃燒。

收小腹運動也可以解決女性的煩惱

說不定某些進入更年期的讀者會有輕微漏尿的狀況。由於這是羞於啟齒的問題，所以實在很惱人。在此要建議有這類問題的患者練習收小腹運動。

收小腹運動是專為小腹微突的女性所設計的運動，主要是從收腹運動改良而來，而這項運動的特徵在於強化骨盆底肌群。

如第2章所述，漏尿往往與骨盆底肌群變弱有關（48頁）。讓我們在此複習一下，進入更年期之後，荷爾蒙的分泌會開始失調，骨盆底肌群的肌耐力就會因此衰退，沒辦法讓尿道縮緊，此時只要一打噴嚏或是抱起重物，就很有可能會漏尿，有些人則會變得頻尿，無法控制尿意。

能改善這類問題的就是收小腹運動。一般的收腹運動是以肚臍為中心收縮，強化腹肌與背肌的運動，而收小腹運動則是讓小腹整體收縮。

如此一來，除了腹肌與背肌會變強壯，陰道與肛門也會出力，骨盆底肌群就會跟著變強壯。

收小腹運動也能改善漏尿與頻尿的問題

長期練習收小腹運動之後

▼

肛門、陰道變得更緊實，骨盆底肌群變得更強壯。

↓

骨盆內部的臟器得到支撐，小腹不再那麼突出。

↓

頻尿的問題得到改善，能夠控制尿意。

↓

縮緊尿道的力量變強，漏尿的問題得到改善。

頻尿與漏尿的原因

▼

荷爾蒙因為肥胖、生小孩、年老而失調後，骨盆底肌群跟著變弱。

↓

骨盆內部的臟器失去支撐力，小腹因此隆起。

↓

變得頻尿，無法控制尿意。

↓

縮緊尿道的力量變弱，出現漏尿的問題。

試著練習收小腹運動

總算要開始介紹練習收小腹運動的方法。細節可參考119頁。

重點在於收縮肛門與陰道，讓骨盆底肌群承受壓力，同時讓小腹往內縮。

讓小腹往內縮除了腹肌，還會用到背肌，因此可同時鍛練到腹肌與背肌。

練習收小腹運動時，不需要閉氣，但通常一開始會不自覺地閉氣。

這是因為小腹收縮時，下垂的內臟往上移動，肺部會因此受到壓迫。

長期練習收小腹運動可讓小腹不再那麼突出，內臟回到原本的位置，肺部不再受到壓迫，所以就能一邊呼吸一邊練習。

基本上，這項運動要站著練習，但坐在椅子上也沒問題，唯獨要記得打直背部，讓小腹往內縮。

收小腹運動的練習方式

1組

維持10秒×5次

1天做3組

1 打直背部，挺直身體。

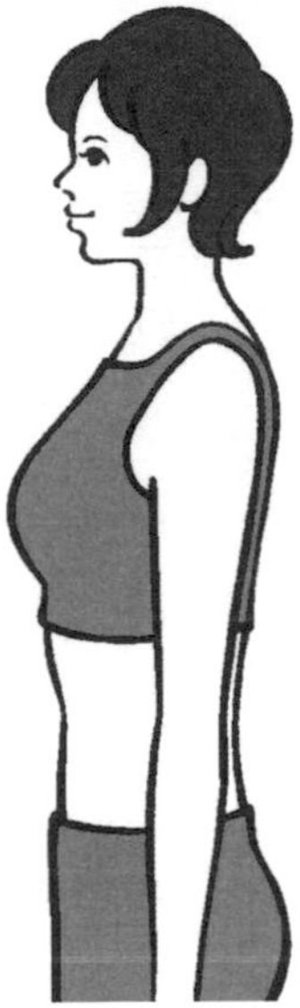

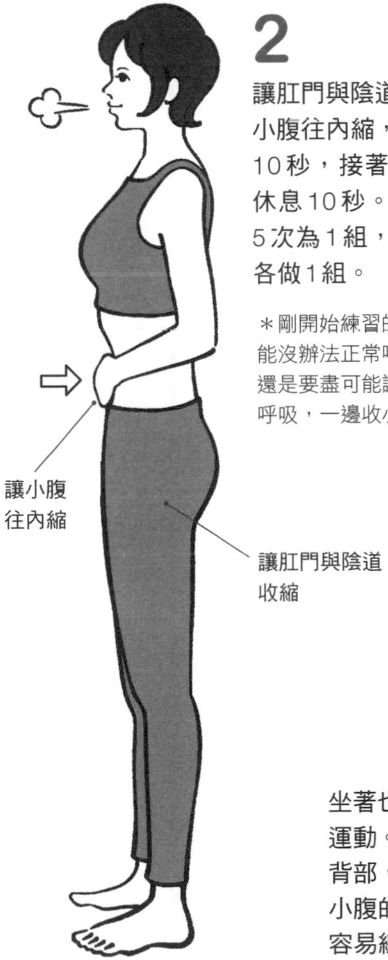

2

讓肛門與陰道收縮，同時讓小腹往內縮，維持這個姿勢10秒，接著再放鬆身體，休息10秒。重覆這個步驟5次為1組，早、中、晚可各做1組。

＊剛開始練習的時候，可能沒辦法正常呼吸，不過還是要盡可能讓自己一邊呼吸，一邊收小腹。

也可以坐著練習

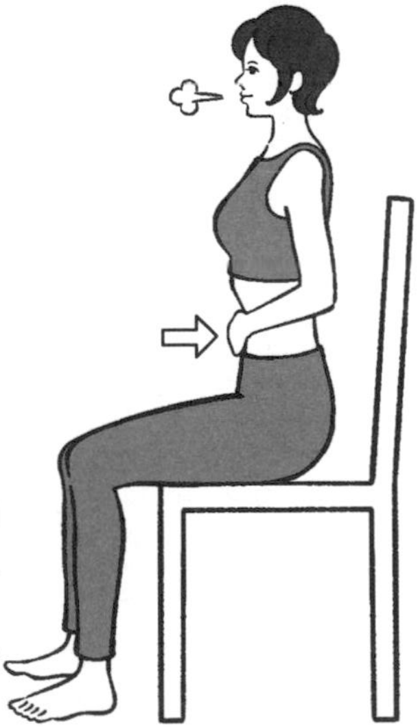

坐著也可以練習這個運動。一開始先打直背部，然後將手放在小腹的位置，會比較容易練習。

隨時都可以練習的收小腹運動

剛剛提到，收小腹運動不需要特別撥時間練習，其實也不需要特別找地方練習。

比方說，搭捷運上班的時候，就能一邊抓著車廂吊環，一邊練習收小腹運動。要注意的是，一開始可能不太習慣在捷運行進間練習，所以可先試著在捷運靠站的時候練習。

到了辦公室之後，也可以坐著練習。一般來說，坐在辦公桌前面1個小時，集中力就會開始渙散，工作效率就會下降，所以工作1小時，最好休息5分鐘。這時候就能利用這5分鐘練習收小腹運動，而且還能伸展身體，讓自己變得更清醒。

如果是在家裡的話，隨時都能練習收小腹運動。

比方說，站在廚房的時候就是練習的絕佳時機，除此之外，也可以在坐著的時候練習。

總之請依照自己的生活模式，找到適當的時間與地點，練習收小腹運動吧。

收小腹運動可在任何地點練習

在廚房做事的時候

站在廚房的時候，可趁著要做的事情告一段落的時候練習收小腹運動。

上班通勤的途中

在搭乘捷運的時候，可一邊抓著車廂吊環，一邊練習收小腹運動。但如果還不習慣的話，也可以等到捷運停下來時練習。

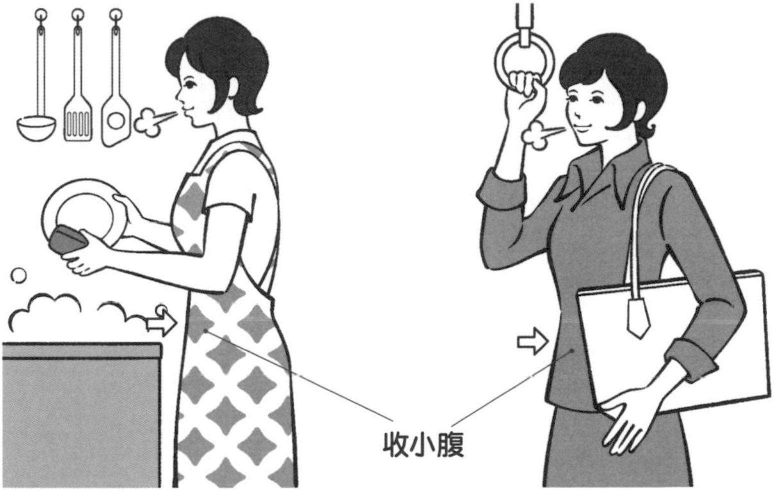

在辦公室默默練習

坐在辦公桌前也能練習收小腹。還能藉此伸展身體，預防肩膀變得僵硬。

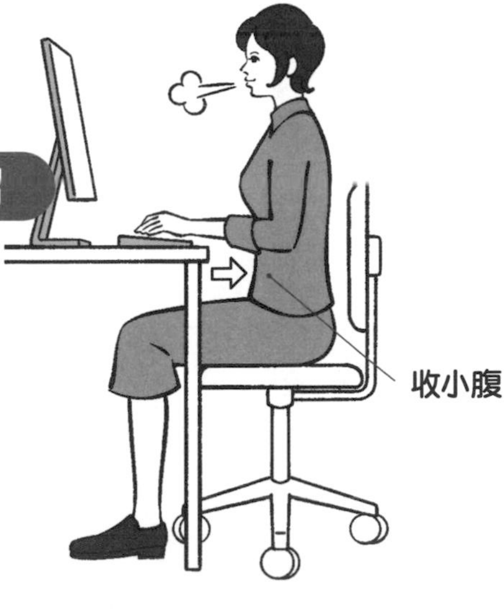

不擅長有氧運動的人，也可以散散步就好

燃燒脂肪的有氧運動分成很多種。

本書在123頁介紹了幾項具代表性的有氧運動，但是對於不擅長運動的人來說，游泳、騎腳踏車、快跑與慢跑等活動做起來可能都會很吃力。

在此要向平常不怎麼運動的人推薦「散步」這項運動。簡單來說，就是只要走走路的運動。

但有很多不擅長運動的人連「走路都嫌麻煩」。不過，要是連走路都討厭，就無法維持雙腳與腰部所需的肌耐力。

新冠肺炎爆發後，政府呼籲大家待在家裡，減少出門的次數，但沒有禁止大家在家的附近散步。

如果擔心自己因為待在家裡太久而運動不足，不妨戴著口罩在家的附近走走。

不過，那些討厭走路的人很愛拿「政府規定要減少外出」當藉口，但這麼一來就絕對無法減肥。走走路也能解決運動不足的問題，所以至少花點時間散步吧。

有很多種燃燒脂肪的有氧運動

游泳

游泳是全身性的運動，也是燃脂效率超高的有氧運動之一。不擅長游泳的人可試著在水裡走路，光是這樣做就是很棒的有氧運動。如果居家附近就有游泳池的話，不妨嘗試看看這項運動。

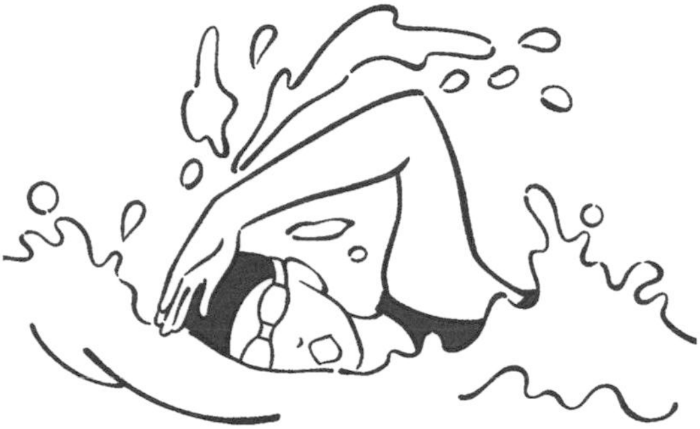

騎腳踏車

騎腳踏車也是能有效燃燒脂肪的有氧運動。不過，速度若不夠快，就不算是有氧運動。騎淑女車也無妨，但騎在馬路上的時候，要記得戴上安全帽。

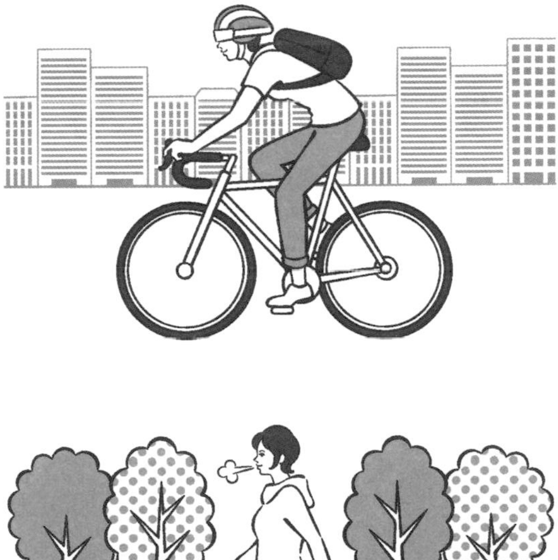

光是散步也不錯

快跑、慢跑都是不需要裝備的有氧運動。但如果覺得跑步很辛苦，也可以改成散步，一樣有助於脂肪燃燒。

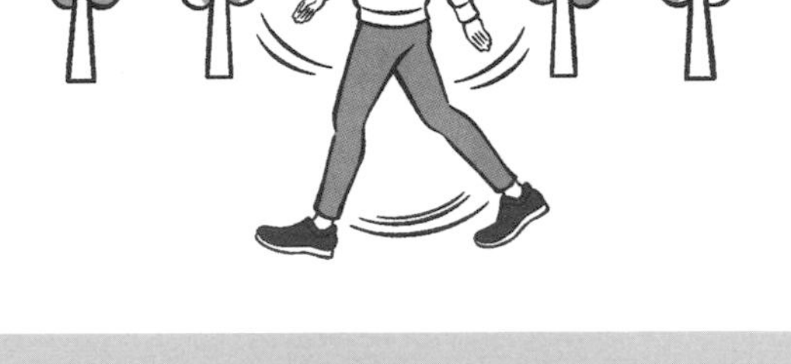

邊做事邊運動，有效養成運動習慣

第5章的運動篇幾乎都是為了不擅長運動的人所寫，因為會變胖的人，或多或少都有運動不足的問題。

最後要傳授1個培養運動習慣的訣竅，那就是「邊做別的事邊運動」。收小腹運動也正是能邊做別的事邊練習的運動吧（121頁）。

收小腹運動的確是能一邊做別的事，一邊練習的運動。比方說，在街上散步的時候，就能趁著等紅綠燈的時間練習。

此外，坐著看電視的時候，也可以趁著廣告時間練習椅子深蹲。最近的電視廣告都很長，所以時間絕對足夠練習。

只要能培養運動習慣，慢慢地就會察覺自己的改變。就算只是練習本書所介紹的3種運動，長期下來一定會發現一些效果，例如身體變得輕盈或是比較不容易感到疲勞。

如果能同時搭配第4章介紹的飲食習慣，相信2個月之後，外觀也會有所改變，找回平坦的小腹。

「邊做事邊運動」有效養成運動習慣

散步的同時搭配收腹運動

在上班或是購物途中等紅綠燈的時候，就可以練習收腹運動。不需要特別撥時間練習，效率極佳。

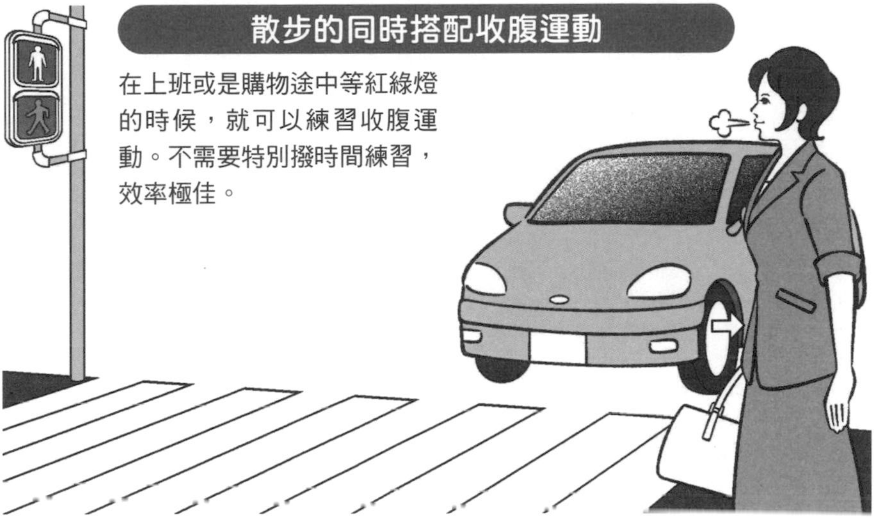

邊看電視邊練習椅子深蹲

可以趁著廣告時間練習椅子深蹲。在看電視節目的時候，不要一遇到廣告就轉台，而是要趁著這段時間練習。

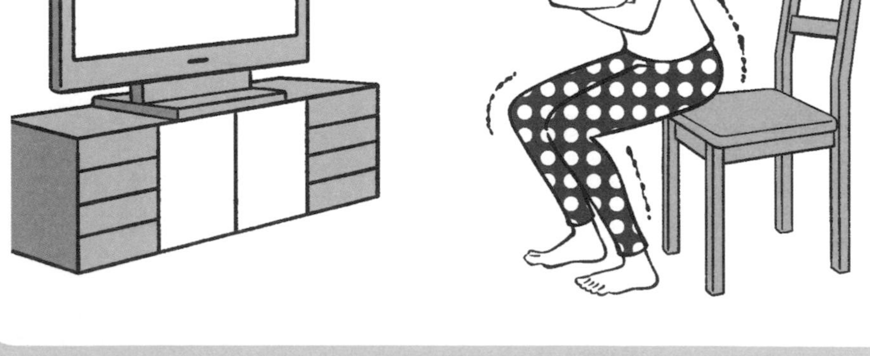

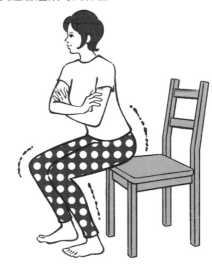

〈作者簡介〉

栗原毅

1951年於新潟縣出生，目前是東京・日本橋栗原診所院長，也是日本肝臟學會專科醫師、醫學博士。從北里大學醫學部畢業後，進入東京女子醫科大學消化道疾病中心內科服務。自1978年開始，專攻東京女子醫科大學消化器內科，尤其是肝臟疾病學，2005年成為教授。2004年，擔任中國中醫研究院客座教授，2007年擔任慶應義塾大學教授。2008年設立東京・日本橋栗原診所。曾於電視、報紙、雜誌這類媒體介紹醫學知識，也因為口條清晰而得到觀眾喜愛。是讓血液變得更清澈的提倡者之一。著有《本当に正しい糖尿病の治し方》（X-Knowledge）、《ズボラでもラクラク！ 1週間で脂肪肝はスッキリよくなる》（三笠書房）與其他著作。

2カ月でぽっこりお腹が改善！ 内臓脂肪の落とし方

Originally published in Japan by Shufunotomo Co., Ltd
Translation rights arranged with Shufunotomo Co., Ltd.
Through CREEK & RIVER Co., Ltd.

2個月消除小腹
討厭運動也能做到的減脂法

出　　版／楓書坊文化出版社
地　　址／新北市板橋區信義路163巷3號10樓
郵政劃撥／19907596 楓書坊文化出版社
網　　址／www.maplebook.com.tw
電　　話／02-2957-6096
傳　　真／02-2957-6435
作　　者／栗原毅
插　　畫／斉藤ヨーコ、ガリマツ
翻　　譯／許郁文
責任編輯／吳婕妤
內文排版／洪浩剛
港澳經銷／泛華發行代理有限公司
定　　價／350元
初版日期／2023年12月

國家圖書館出版品預行編目資料

2個月消除小腹：討厭運動也能做到的減脂法 / 栗原毅作；許郁文譯. -- 初版. -- 新北市：楓書坊文化出版社, 2023.12　面；　公分

ISBN 978-986-377-925-4（平裝）

1. 減重 2. 運動健康 3. 健康飲食 4. 健康法

411.94　　112018097